青少年安全知识丛书

青少年健康安全知识

●徐长华　编著

上海科学普及出版社

图书在版编目（CIP）数据

青少年健康安全知识 / 徐长华编著 . — 上海 ：
上海科学普及出版社 , 2012.10（2024.3 重印）
（青少年安全知识丛书）
ISBN 978-7-5427-5512-4

Ⅰ . ①青… Ⅱ . ①徐… Ⅲ . ①保健－青年读物②保健－少年读物
Ⅳ . ① R161-49

中国版本图书馆 CIP 数据核字（2012）第 213923 号

责任编辑：胡　伟

青少年安全知识丛书
青少年健康安全知识
徐长华　编著
上海科学普及出版社出版发行
（上海中山北路 832 号　邮政编码 200070）
http：//www. pspsh. com

各地新华书店经销　天津旭丰源印刷有限公司印刷
开本 787 × 1092　1/16　印张 10　字数 176 000
2012 年 10 月第 1 版　2024 年 3 月第 2 次印刷

ISBN 978-7-5427-5512-4　定价：38.00 元

前 言

身体是革命的本钱！

试想一下，如果没有一个健康的体魄，那么人们每天只能在家静养，或常年背负着“药罐子”的“美称”，周旋于医院与家两点一线之中。哪还有什么心思顾及其他？世间的一切事与物也都只能是天方夜谭。

如若青少年有的只是一个孱弱的身体，每跑两步就气喘吁吁；每每学习紧张，就会有晕眩的感觉；每每受到一点点挫折，就会就此打退堂鼓。那么，如此稚嫩的双肩和稚嫩的内心又何以担当这祖国未来接班人之重任？

因此，对于青少年来说，拥有一个健康的身心很重要。

目前，有很多青少年对健康观念都存在一定的误区。比如，不知道什么是亚健康；不明白自己的视力为什么会下降。不知道自己在睡眠时的某些习惯存在着安全隐患，不知道自己为了拥有健康的身体而拼命做运动又有哪些不合理之处。

基于此，我们编辑《青少年健康安全防范知识》一书，从目前所存在的健康问题、日常健康保健常识、营养健康安全、疾病健康安全等方面着眼，力求抓住当前青少年对健康安全知识了解贫乏的弊病，深入浅出地展现出一个完整的健康安全防范知识链。

通过阅读，青少年解开一些健康知识的困惑，会明白自己那么贪恋的方便面存在的健康隐患；会知道诱人的烤肉隐藏着让人恐惧的致癌物质；会明白不该为甩掉身上的脂肪而拼命节食。特别是当青少年面对流感等疾病突袭，能够懂得运用健康知识呵护自己的身心。

这是本书通过字里行间所透露出的编者的由衷心愿！

目 录

第一章 青少年的健康问题

第二章 青少年的健康保健常识

第三章 青少年的饮食安全

第四章 青少年的疾病防治

第一章　青少年的健康问题

现代健康观念

同学们，我们每个人都希望拥有健康，但你知道怎样才算健康呢？过去人们常说身体没病没灾的就是健康，其实这种认识是不全面的。随着时代的进步和科学的发展，人们对健康已经有了更科学、全面的认识。

世界卫生组织（WHO）对健康做了新的定义："健康是指人的身体、精神与社会的最佳状态，而不是单纯的没有生病。"

这一新的健康观认为，人的身体没有生病只是健康的一个基本方面，更主要的是我们的机体处于正常状态，同时心理也需保持健康，还要有适应社会、环境的能力。也就是说，人的身心状态协调和平衡。这就是新时代应有的完整、全面的健康观念。

那么，如何衡量一个人是否健康，共同标准又是什么呢？世界卫生组织为此对健康做了相关定义：

◎有充沛的精力，能从容不迫地担负日常生活和繁重的工作，而且不感到过分紧张和疲劳。

◎处事乐观，态度积极；事无大小，乐于承担责任；严于律己，宽以待人。

◎善于休息，睡眠良好。

◎应变能力强，能适应外界环境中的各种变化。

◎能抵制一般性感冒和传染病。

◎体重适当，身材发育匀称，站立时，头、肩、臂的位置协调。

◎眼睛明亮，反应敏捷，眼睛不易发炎。

◎牙齿清洁，无龋病（龋齿），不疼痛，牙龈颜色正常，无出血现象。

◎善于休息，睡眠好；头发有光泽，无头屑。

◎肌肉丰满，皮肤有弹性。

这些准则就是健康的一般和普遍情况的具体标准，针对不同年龄阶段的人群还有不同的对应标准。

我们可以看到，新健康观的核心思想简单地说就是“人人为健康，健康为人人”，是“机体—心理—社会—自然—生态—健康”的一种整体观，是一种社会协调发展型的健康观。

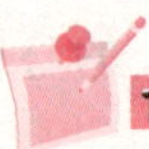

健康安全贴士

同学们要正确认识健康的内涵和意义，这样才能了解健康与生活、学习的密切关系，明白自己身体健康的重要作用。

亚健康不容忽视

亚健康是在健康与疾病之间的一种生理功能低下的状态，世界卫生组织把它称作“第三状态”，也就是我们常说的亚健康状态。

亚健康可以说是健康和疾病的临界点，主要表现在功能性的改变，症状在医学诊断上没有相吻合的疾病可以用来医治，体格检查并无器质上的问题，只要适当休息和身心调理就可以恢复的状态。因此，这种亚健康状态在医学上又被称作慢性疲劳综合征。

亚健康常见症状

青少年的学习压力、心理压力大，很容易处于亚健康状态，但苦于不知道什么症状是亚健康，也不知道如何消除亚健康。

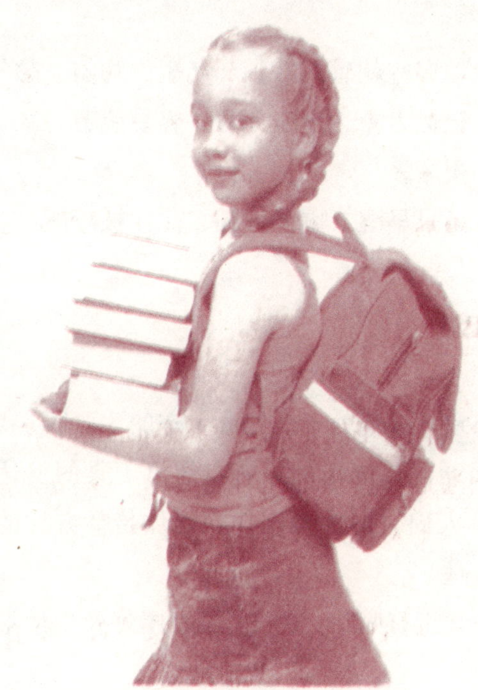

◆学习压力大防范亚健康

针对这一共性问题，青少年不妨参考以下信号来判断自己是否处于亚健康状态。

◎经常感到头沉甸甸的，容易疲劳。

◎精神常处于紧张状态，遇事总是往坏处想。

◎常常感到腰酸背痛，活动脖子时“格格”作响。

◎失眠多梦，睡不踏实，早上恋床。

◎经常感到头晕。

◎易感冒且长时间不好。

◎莫名其妙地感到心烦意乱，身体发热。

◎体质虚弱，起立较猛时眼前一片漆黑。

◎感觉比较饿，但一见到食物就没胃口。

◎容易为小事而生气，过后就后悔不已，有时遇到小事也忙得不知所措。

◎一上楼或走动多些就感到心慌、气短、胸闷、憋气。

◎经常头痛，记忆力差，全身无力，容易疲劳。

◎尿频尿急，夜尿多。

◎入睡困难，清晨早醒，噩梦频频，往往被吓醒。

亚健康的形成因素

调查表明，导致青少年处于亚健康状态的主要因素是：

◎现代社会交通运输网络的完善、通讯工具的发达、各种工作工具的高度智能化以及人们对电视等现代化媒体传播方式的高度依赖，导致运动量明显不足。

◎相当数量的学生有吸烟、饮酒等不良嗜好及生活不规律、缺乏运动、饮食无节制等。

◎部分学生受到考试成绩不理想、人际关系不佳、早恋等事件的困扰。

◎一些学校片面追求升学率而忽视健康教育，造成学生健康知识缺乏。

◎家庭负担过重、父母离异等因素也极易引起学生情绪波动。

◎一些学习成绩好的学生精神压力过大，学习求胜心切导致脑力劳动过量而成为亚健康状态的重要原因。

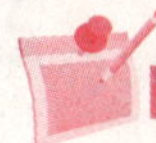

健康安全贴士

亚健康的预防可以从以下多方面着手：

◎正确认识自我，转变健康观念，充分认识自己的能力和体力。

◎提高对亚健康的认识，尤其是对亚健康的发生、发展及危害性的认识和了解，明晰健康—亚健康—疾病三者之间的转化关系。

◎保持心态平衡。

◎改变不良生活习惯，包括不合理的饮食、吸烟、精神紧张和缺乏运动。

患成人病比例增加

颈椎病逼近中学生

颈椎病是一种退行性病变，发病后，出现头痛、眩晕、呕吐、颈肩疼痛和上肢麻木等。由于反复发作，难以治愈，给患者的学习、工作和生活带来严重影响。因此，预防颈椎病应从学生做起。

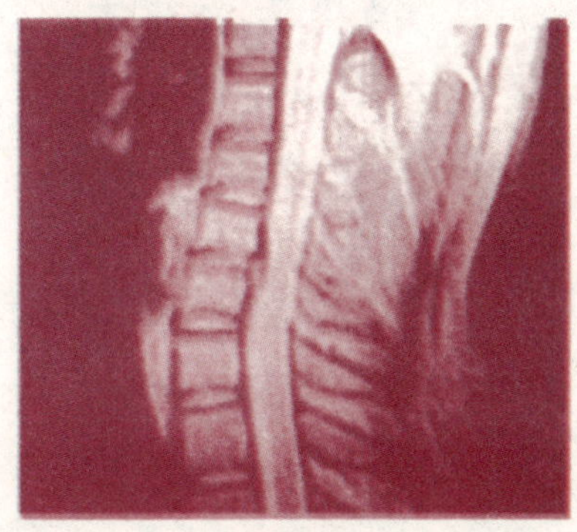

◆颈椎

近年来，中学生出现颈背痛症状的比例呈上升趋势，而长期不正确的学习姿势是导致青少年患病的重要原因——造成软组织的僵硬、张力增大而致。具体表现为学习时头部过低、歪头、端肩、颈部过分前伸和前屈。学生们长期在这种姿势下学习，不但容易疲劳，患近视、驼背，还有一个更加严重的后果，那就是这些学生成年后将是颈椎病的高发人群。因此，如有不适症状最好到医院就诊，以便得到及时的诊断和治疗，以免错过最佳的治疗时机。

高血压病

在我们惯常的思维中，高血压一直被视为“老年病”。近些年我们却发现，很多青少年也患上了高血压病。那么，究竟是什么原因让“老年病”侵袭了祖国未来的接班人呢？

◎社会整体环境的影响。

◎遗传因素。

◎不良的生活方式。比如，缺乏运动、喜食洋快餐等。

◎精神因素。比如，学习压力过大，精神过度紧张等。

不过，令人乐观的是，对于年轻的高血压患者不一定非要终身服药。完全可以在进行了生活与饮食方面的调养以及正规的治疗后，在医生的指导下减药或停药，使血压恢复正常。

健康安全贴士

脊柱保健不分季节，关键是持之以恒。所以一定要养成良好的生活和学习习惯，保持正确的坐姿；连续学习1小时，要做一些伸展肢体和转动头部的运动，避免长时间保持一种姿势；睡眠时枕头不宜过软，最好准备一个小枕专门垫在后颈部。

高血压病亦不容忽视，因此同学们在平时就要预防高血压侵袭：适度的锻炼身体；控制食盐与食油的摄入量；保持心情愉快。

营养过剩下的肥胖

当下，青少年中有不少小胖墩的形象。他们走几步便会气喘吁吁，更别提做什么运动了。而长此以往，相应的疾病也会接踵而至。那么究竟是什么原因，让青少年开始步入肥胖人群的行列中呢？

◎不少青少年喜欢吃煎炸、油腻、高糖、高热量食品，不吃或少吃蔬菜水果，以致引起肥胖。

◎个别家长担心孩子营养不够，不断给孩子增补高营养、高热量食物，也是引起肥胖的重要原因。

近年来，学生肥胖发生率及严重程度在世界范围内呈增长趋势。曾有专家建议，如果要预防营养不良和肥胖，就要普及营养知识，进行营养健康教育。

案例

郑宾刚刚 13 岁，体重已经 70 千克。郑宾经常吃快餐食品。平时，爸爸妈妈工作忙，无暇照顾他，就给他钱让他自己买东西吃。郑宾一个人在家时大多吃方便面，喝健力宝；在街上他爱吃麦当劳、肯德基等洋快餐；在学校就买一些游商小贩的劣质食物吃。实际上，其中一些食物不仅色素、细菌超标，有害的化学物质也非常多，根本不能食用。郑宾在这样的生活环境下，身上的肉疯长。爸爸妈妈开始着急了，四处找医生想办法为他减肥，但效果似乎都不太好。

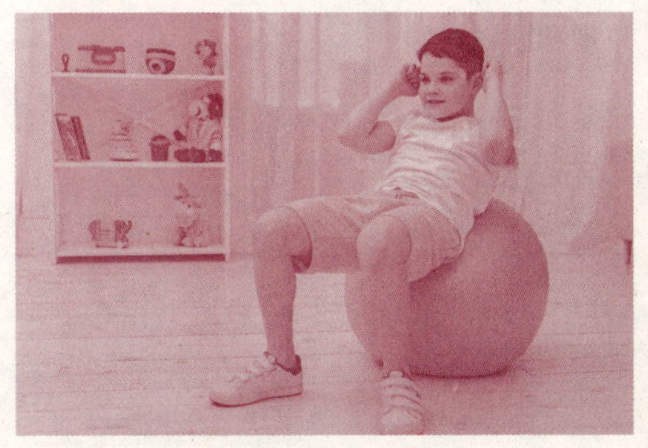

◆小胖墩忙瘦身

因为太胖，有时同学们嘲笑他，他自己也很自卑。渐渐地他对学习失去了信心，学习成绩开始下降。

目前，“早餐被遗忘、中餐在流浪、晚餐肚皮胀”——这是许多中学生一天饮食的真实写照。加上爱吃零食、偏食、挑食以及常吃洋快餐、乱吃保健品等，这些都是造成中学生营养不均衡的关键因素。

健康安全贴士

民间谚语曾讲：“早上吃饱，中午吃好，晚上吃少”。合理的饮食习惯造就强健的身体，尤其对于正在成长中的青少年来说，每天三顿饭需合理搭配。

营养不良引起瘦弱

现在我们经常能见到个别女生面色苍白、体型消瘦，一副弱不禁风的样子。那是因为她们为了保持身材，或偏食，或刻意少吃，或经常连续不进食，甚至出现厌食症状，最终造成了营养不良的后果。有的学生还乱吃减肥药，不单有女生，男生也同样存在盲目减肥、乱吃减肥药的现象。

◆营养不良儿童

养成良好的饮食习惯

饮食是人们每天生活中必不可少的，一个人的饮食行为方式，常常反映出一个人文明程度的高低。因此，对青少年来说，重视饮食习惯的训练，是培养他们社会行为规范的重要环节。

那什么是良好的饮食习惯呢？简单来说，就是能掌握每天饮食的均衡性，做到科学膳食。其重要原则如下：

1．均衡摄取各类食物

每天都应摄取五谷根茎类、奶类、蛋豆鱼肉类、蔬菜类、水果类及油脂类的食物，并应多选用新鲜食物，种类越多越好。

2．三餐以五谷为主食

五谷根茎类食物是最基本的热量、营养来源，正确的饮食观念应是“吃饭配菜”。

3．每日五蔬果

蔬菜水果富含维生素、矿物质及纤维质，足量摄取才能确保发育正常，且可增强身体抵抗力。因此每天至少要吃 3 份蔬菜（每份约 100 克）、2 份水果（每份约 80~100 克，与拳头大小相当）。

4．选择清淡的烹调方式

高油、盐、糖的烹调方式，虽然刺激食欲，但长期食用容易使人发胖，造成心血管的负担加重，使日后罹患慢性疾病的机会大增。

5．摄取钙质丰富的食物

钙是构成骨骼及牙齿的主要成分，摄取足够钙质，可促进正常的生长发育，预防骨质疏松症。营养调查结果可见，大部分学生的钙质摄取量都不足，而牛奶含丰富钙质，

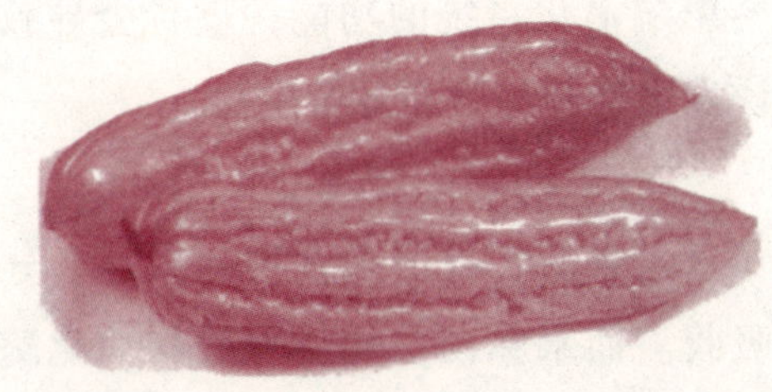

◆苦瓜

且易被人体吸收，所以青少年每天应饮用 2 杯（每杯 240 毫升）；奶制品、小鱼干、豆制品和深绿色蔬菜也都富含钙质，可多吃。

6. 多喝白开水

水是维持生命的必需物质，可以调节体温、帮助消化吸收、运送养分、预防和改善便秘等。每天应摄取 6~8 杯水，而白开水是最健康、经济的水分来源，应从小养成喝白开水的习惯。

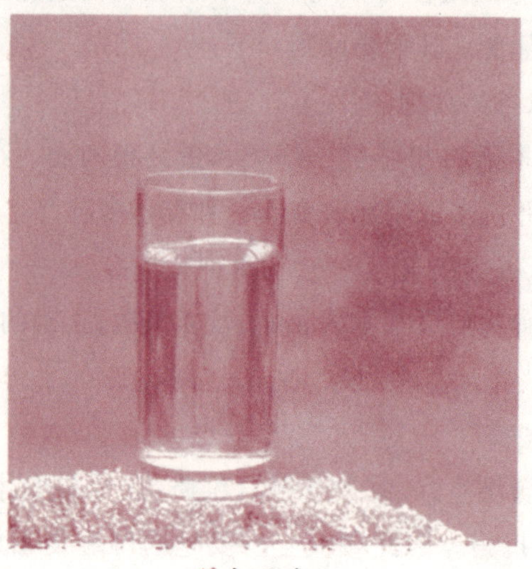

◆白开水

在讲究科学进食的同时，必须注意养成良好的进餐习惯，其主要原则如下：

1. 不暴饮暴食

暴饮暴食会使食物摄入量突然增加，超过胃容量的正常水平，轻者会影响消化系统的功能，重者会导致急性胃扩张、胃穿孔，甚至还可能诱发急性胰腺炎而危及生命。

2. 不同时进食饭和水

进餐后，胃受到食物刺激，会分泌出胃酸、消化酶使食物消化易于吸收。而水和汤会冲淡胃酸和消化酶，影响食物的消化，也就影响到营养素的吸收和利用。

3．不边吃饭边看书或看电视

边吃饭边干其他的事情，会抑制中枢神经系统的活动，同时由于看书、看电视时情绪波动，流入大脑的血流量增多，相对减少了胃肠道的血流量，使消化液的分泌量减少，肠道吸收的营养也就相应减少。长此以往，容易发生慢性消化系统疾病。

4．注重三餐的质量

中小学生的主要课程集中在上午，因此，应注意提高早餐质量。学校的晚餐时间早，几个小时晚自习后，多数同学或多或少感到饥饿，晚自习后适当进食点夜宵是有必要的，但要注意科学性，最好进餐半小时或 1 小时后再入睡。

5．不挑食、不偏食

合理指导安排吃零食的时间、数量，在吃晚饭前或吃晚饭时不要喝饮料，要养成每日定时吃饭的好习惯；不只吃某种食物；在合理的时间内，选择品种尽量丰富的食物。另外，还要注意正常用餐，尽量把平衡膳食的配餐吃完。

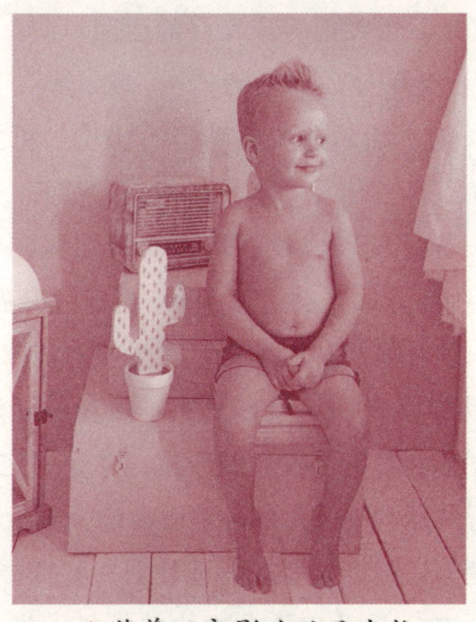

◆营养不良影响孩子生长

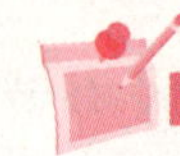

健康安全贴士

人的聪明才智固然与先天禀赋有关，但是后天的营养与环境因素的影响也很大。因此，对正处于生长发育阶段的青少年来说，平时应该多吃些健脑益智的食物，同时纠正一些饮食不良的问题，比如，饱食、节食、只吃素食或肉食、喜食油炸食物等。

缺乏运动体质堪忧

大家都知道，运动是达到健康的重要手段。不过，目前学生压力大、体育活动的时间非常少，而学生又缺乏主动参加劳动和体育锻炼的意识，有的学生甚至是学习完就去上网或看电视，几乎整天都不会进行体育锻炼。另外，也有很多学生并不是因为兴趣而参加锻炼，而是为了达标、考试。即使有些孩子天性好动，也没能养成良好的运动习惯。

时下，有人将青少年的体质概括为“硬、软、笨”，硬，即关节硬；软，即肌肉软；笨，即长期不活动造成的动作不协调。可见，他们缺乏运动的体质着实令人担忧。

那么，青少年怎样才能养成良好的运动习惯呢？首先要有“健康第一，让运动成为一种生活方式”的锻炼理念，再通过开展丰富多彩的活动，让运动成为学生的一种习惯。一般来说，青少年可以参考以下几点：

◎了解参与运动的必要性。只有真正了解参与运动的效能，明白运动对青少年的身心发育有着不可替代的作用，才会下定决心参与运动。

◎订定适当可行的运动处方。在科学运动的基础上，依据个人的能力、生活习惯、周遭环境等，制订相宜的锻炼计划并坚持每天锻炼。

◎追寻运动的乐趣。运动应该在愉快的气氛下进行，而且还应选择趣味性质较高、危险性较低的运动，以激发自己参与运动的热情。

◎寻求家庭或同学的助力。与家人或同学一起参与体育锻炼，或加入适合自己的运动性社团，以便持续不断地参与运动。

运动习惯的培养是一个长期的过程。一般来说，一种行为坚持 21 天后会初步养成习惯；坚持 90 天后，就能成为成熟的习惯。运动习惯的养成同样符合上述规律。

对青少年来说，在培养好运动习惯这方面，他们的条件要有利得多——有寒暑两个假期，尤其是暑假，是最值得利用的好机会。因此，青少年完全可以利用暑期培养良好的运动习惯：主要以增强心肺功能的项目为主，其次培养长期坚持运动的习惯。同时，还应配合科学合理的膳食结构。

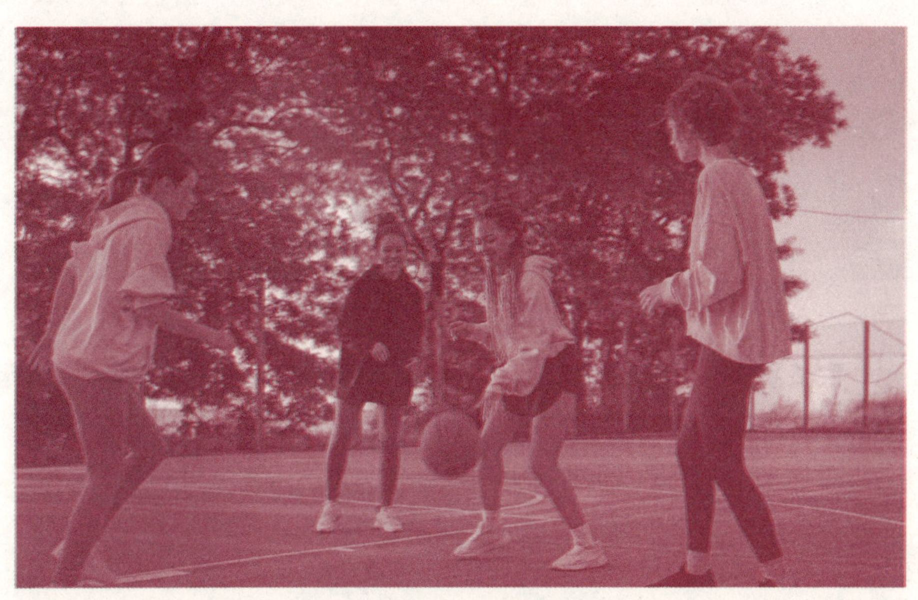

◆青少年学生加强运动

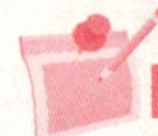

健康安全贴士

青少年要多运动，有条件的话，每天锻炼半小时。比如，快走、慢跑和全身性参与的徒手体操较适宜，如能结合自己的锻炼项目做一些相似的动作练习就更好了。

要风雨无阻地坚持，具体的户外锻炼时间，应视季节和气候而定。从一年四季来看，春、秋季可以在日出后而练，夏季最好在上午9时以前、下午4时以后相对凉爽的时候锻炼，冬季锻炼则最好在上午9时以后、下午4时以前温度相对较高的时间进行。

青少年最好参加集体锻炼。

当青少年在运动时，最好配合增强青少年体质的科学合理的膳食结构：应增加面包、面条、红薯、玉米等糖类（碳水化合物）的摄入；适当减少脂肪含量高的畜肉类食品，尽量用蒸、炖、煮等烹饪方法取代油炸；注意补充富含充足矿物质的瘦肉、动物肝脏、豆类、牛奶、干果、海产品等食品。

视力下降很普遍

眼睛被喻为“心灵的窗户”，是探索万物的工具。它是五官之首，是人的重要器官，对于人们的工作、学习和生活至关重要。

近年来，由于学习负担重，加上有些学生不太注意用眼卫生等原因，患近视眼的中小学生越来越多，并呈现出低龄化的趋势。据调查，在高考专业受限的学生中，因视力受限的占受限人数的88%。

案例

石俊是初中三年级学生，胖乎乎的脸蛋上架着一副大大的眼镜，有一种少年学究气。据他自己说：小时候学习特别好，升到初中后，曾迷恋上网玩电子游戏，眼睛很快近视。他上课看不见黑板上的字，看书时间一久眼睛就胀疼，学习成绩更是一落千丈。

石俊的班上有 65 个学生，其中 52 个都有不同程度的近视。近视与否不代表学习成绩好坏，学习成绩第一名和倒数第一名都是近视眼。近视的原因大多是看书写字时间过久，学习时姿势不正确，不注意用眼卫生，当然泡网吧、长时间看电视同样会导致近视。

高二学生赵明戴着 800 度的近视镜，眼睛已经出现玻璃体浑浊。他在小学五年级就患上了近视，从小习惯写字握笔靠下，眼睛距书本距离太近，随着课业的力口重，赵明的视力越来越差，他非常苦恼。

一般来说，发生近视眼的原因比较复杂，近视的发病原因归纳起来有遗传和环境两方面因素。超过 600 度以上的高度近视主要是遗传因素造成的；600 度以下的中、轻度近视主要是环境因素造成的。而不注意用眼卫生是导致近视眼发生的又一大环境因素。比如，有很多学生长时间采取一种姿势看书看屏幕，不知道适时休息，使眼睛长期处于疲劳状态，这就很容易引起近视；长期近距离看书甚至把书本几乎挨到脸面，严重违背科学用眼规律；很多学生平时不注意坐姿，随意趴卧近距离看书，也是导致近视的主要原因；在日常生活中，随着电脑的普及，许多中小学生不

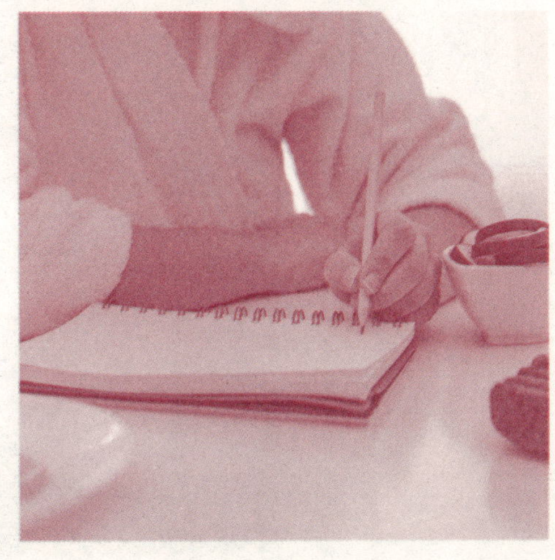

◆写字的正确姿势

懂克制自己，经常在寒暑假及节假日时，长时间玩电脑，使眼睛得不到休息，自然会引起近视，甚至会引起暂时的失明。

那么，怎样才能改善中小学生的视力呢？应从以下几方面养成科学的用眼卫生习惯：

◎避免长时间的近距离用眼。

◎保持正确的读写姿势，合理采光和照明，读书写字姿势要端正，眼睛和书本的距离要保持在 30 厘米以上。

◎不用不洁的手揉擦眼睛，避免眼睛感染。

◎若已形成近视，目前采用的方法就是验光配镜。相反如果患了近视而不戴合适的眼镜，则会影响学习、生活和工作，甚至会使近视加深。

◎会正确做眼保健操，每天做 2 次；积极参加体育锻炼。

◎要有科学的作息时间，健康的生活规律，充足的睡眠，提高睡眠质量对于保护视力都是有益的。

◎要均衡营养。生活中养成良好的饮食习惯，不挑食、不偏食；多吃富含钙、维生素的食物，少吃甜食。这一点对广大青少年尤为重要。

◎要用眼适度。根据个人的眼调节能力不同，近距离用眼一段时间后，

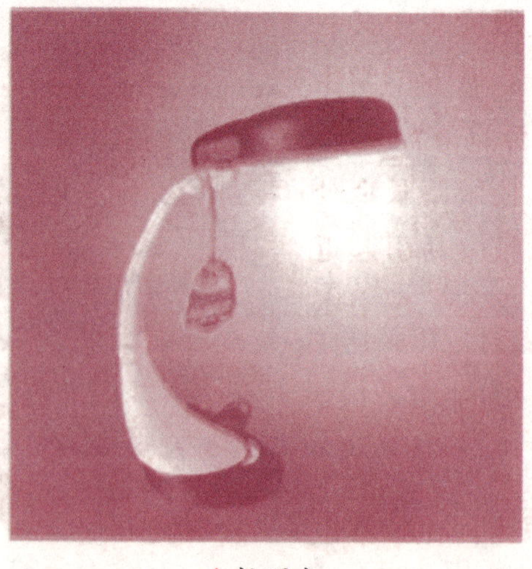

◆护眼灯

要远眺放松，以便解除眼疲劳。要养成正确的用眼习惯，避免在强光、阴暗、动荡不安处看书，不要躺着或走路时看书。

◎提高自我控制能力，有节制地用电脑、看电视、玩电子游戏机。

◎定期检测视力，及时科学地验配眼镜和调整眼镜度数。

健康安全贴士

眼健康是身体健康的重要部分，眼是人体的重要器官之一。青少年如果不注意用眼卫生，就容易发生近视或其他眼病。

预防视力不良，首先要普及近视眼的防治知识，改善视觉环境，做好眼保健操；同时应控制上网和看电视的时间；营养不均衡也可导致视力减退，所以要注意合理饮食。

第二章 青少年的健康保健常识

睡眠的不良习惯

蒙头睡觉

人生有 1/3 的时间是在睡眠中度过的。如果你的睡眠出了问题，这 1/3 的时间，也会大大影响你另外 2/3 的活动时间。

很多人都喜欢蒙着头睡觉。他们觉得这样就能彻底地和外面聒噪的声音隔绝了。当一切都安静下来以后，的确睡得很安稳，也乐于在这种环境下睡觉，觉得这样可以改善自己的睡眠状态。

其实，蒙头睡觉会影响呼吸。因为蒙头后使头部空间变小，空气难以流通，吸入氧气的量逐渐减少；同时，因呼出的二氧化碳难以散出而使头部周围的二氧化碳越来越多。呼吸的气体不能在肺与血管间进行充分的气体交换，致使身体各部分器官失去良好的调节，新陈代谢速度降低。所以有这种习惯的人早晨醒来常常眼睑水肿，精神委靡，没精打采，甚至哈欠连连，浑身发酸。这种症状主要是大脑代谢受到影响的表现。虽然人已起床，但大脑却仍处于半睡眠状态，脑神经的活动不能马上恢复正常，这种状态如何令人读好书或做好工作呢？

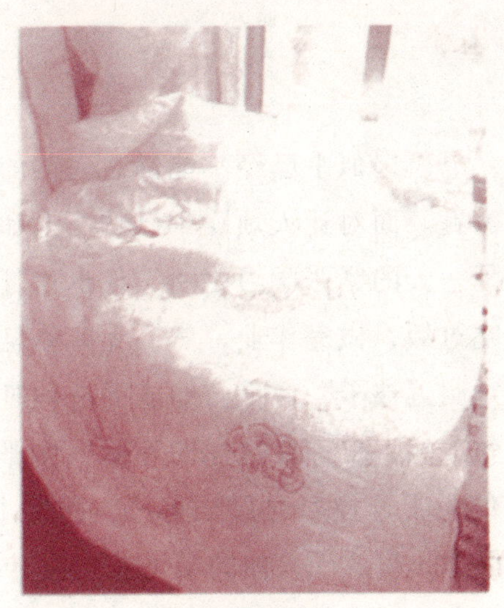

◆晒被褥

其次，蒙头睡觉会使人呼出的二氧化碳越来越多，吸进的氧气越来越少。由于二氧化碳强烈刺激呼吸神经中枢，就会使人出现憋气，全身出汗、多梦，甚至从梦中突然惊醒。时间长了，会因缺少氧气使心脏严重受损，引起心脏病。大脑缺氧还会引起气闷、头痛、眩晕、精神不振、眼睑肿胀、记忆力减退等，严重的还会发生昏迷。长期蒙头睡眠，会使疲劳难以缓解，降低了学习和工作的效率，而且被子里有很多致病菌，进入人体内易引起支气管炎、肺结核等病症。

人睡着后仍需要吸进氧气，人体只有吸进足够的氧气才能保持身体各个器官的正常活动，才能获得充沛的精力。因此睡觉时最好把头部露在被子外面。外面空气中富含的氧气要比被窝里残存的那些污浊的空气强得多。另外，充足的氧气还是你获得优质睡眠的最佳保证。因此睡觉时不蒙头自然能提高你的睡眠质量，有了充足的氧气，你才不会出现多梦多汗的情况。

由此可见，蒙头睡觉决非好习惯。因此，有此习惯的青少年为了自己的身体健康，为了能更好地学习，一定要下决心改掉。

开空调睡觉

夏天酷热难耐，电风扇似乎已经不能满足人们的需要了，于是空调进入了越来越多的家庭。面对让人烦躁不已的高温和汗水，还有恼人的蝉鸣之声，在结束了一天的紧张学习之后，你迅速赶回家中，坐在紧靠空调风口的椅子上吃过饭，做完作业，然后上床休息，空调当然是一夜不关。而且“开着空调盖被子”似乎已经成了一种时尚。也许在这样的环境下你得到了丝丝凉意，也许在这样的环境下你那大滴大滴的汗水也退了回去，可你真的觉得这样对自已很好吗？事实上，如果久开空调，室内温度就会不断下降，当低于人体的最适宜温度25℃时，就会扰乱人体各种器官的正常运转。而在这种环境下休息，人很容易患病。

长期在空调房间中会导致汗腺紧闭，影响正常的代谢和分泌；而长时间静坐不运动又会造成颈部运动平衡失调，使颈部肌肉、神经、脊髓、血管受累，久而久之就会导致局部性的颈椎病；久吹空调还会产生难以治疗的“空调病”，比如流鼻涕、低热，甚至出现头晕目眩等症状；在这种温度下，有些细菌也易滋生，大量细菌会侵入身体，让人患病。

事实上，夏天抵御酷暑的办法有很多。比如，临睡前冲个凉水澡，把窗户打开通风等都是不错的选择。如果开空调防暑，最好的办法就是将温度设定在27℃，保证室内不闷热即可，不可一味贪图凉快。

如果已有“空调病”的症状，也无须惊慌。可以把空调关闭，然后打开窗户，让户外的新鲜空气进入。如果家里有现成的绿豆汤，也可以多喝一些。

睡姿不正确

美国著名心理学家指出，正确的睡姿更有利于身体进行新陈代谢，恢复体力，提高免疫能力，并有助于加强记忆和学习能力。

睡眠姿势不外乎俯卧、仰卧、侧卧这几种。由于各人的习惯不同，有人喜欢侧卧，有人喜欢仰卧等。有统计资料表明，在各种睡眠姿势中，侧卧占35%，仰卧占60%，其余5%为俯卧。

仰卧位是最为常见的睡卧姿势，古人称这种睡眠姿势为“尸卧”，即死人的卧姿。这种称谓虽说不雅，但四肢可以自由伸展，体内的各个器官也较为舒适，不过仰卧位时不利于全身充分的放松，尤其是腹腔内压力较高时容易使人产生憋得慌的感觉。

俯卧时可阻碍胸廓扩张，影响呼吸，并且可使心脏受压，是一种不利于健康的睡眠姿势，不宜采取。

侧卧时，双腿微屈，全身易于放松，有利于解除疲劳，尤其是采取右侧卧位时，既不致于对心脏产生压迫，同时也有利于胃内食物向肠内输送，是最佳的睡眠姿势。

“卧如弓”是经常挂在人们嘴边的口头禅，说的是睡眠时侧卧的姿势。为什么睡觉时要“卧如弓”呢？其中确有一定的科学道理。古代养生学家也主张睡眠时以侧卧为宜。如《千金要方》的道林养性篇中指出：“屈膝侧卧，益人气力，胜正偃卧。按孔子不尸卧，故日睡不厌卧，觉不厌舒”。说的是屈膝侧卧胜过正面仰卧，由于孔子不主张“尸卧”（即正面仰卧），所以他说睡卧时不怕弯身曲腿，醒过来时不怕舒展肢体。正是由于睡卧时将躯体侧弯成“弓”形睡得更安稳，更有利于健康，所以有“卧如弓”之谓。

从生理学观点看，右侧卧也是比较科学的。右侧卧时，右肺空气吸入量占全肺的59%，右肺循环血量占全肺的68%（由于重力作用，下肺的肺血流量肯定多）。而左侧卧时，左肺的上述两项指标相应为38%和57%。空气吸入量所占百分比与血流量所占百分比相比，右侧卧时较为接近（相差9%），左侧卧时相差较大（相差19%），而人体需要的氧经气体交换后是靠血液来运输的，由此看右侧卧优于左侧卧。

另外，不要伏案睡觉。午休时间，许多学生都习惯于伏在课桌上打个盹。这种休息方式是不利于健康的。首先，人在睡熟之后，由于全身基础代谢减慢，体温调节功能亦随之下降，导致机体抵抗力降低，特别是在气温较低的冬春季，即使背部盖有衣物，醒来后，往往也会发现鼻塞、头晕等症状；其次，当头部枕在手臂上时，手臂的血液循环受阻，神经传导也受影响，极易出现手臂麻木、酸疼等症状；最后，伏在桌上睡觉还会殃及大脑。这是因为此时头部的位置过高，入睡时流经脑部的血液减少，容易引起脑缺血。经常采用这种方式睡眠，势必会因大脑的氧和其他营养物质减少而造成对大脑功能的影响。所以，应尽量少伏案睡觉，以利健康。所以，青少年要培养有规律的睡觉习惯和正确的睡姿，从而保持身体健康。

不按时起床

青少年正处在身体生长发育时期，应该保持充足的睡眠时间。正常的睡眠方式，应该是睡到早上起床时间自然醒来。可是，现在有许多青少年不能按正常的作息时间就寝，往往是到应该早上自然醒来时，却还在昏昏沉睡，但碍于快到上学时间，所以必须起床。这时起床，体内的生物钟并没有真正地激活，是靠刺激强迫自己起床。

被动起床就好像还没有睡醒，这时体内的新陈代谢细胞兴奋不起来，整个胃肠道活动还不活跃，就会造成早餐“没食欲”的现象。

公交地铁补睡眠

人的最佳睡眠时间具有一定的规律性，大约每两小时为一拍节。第一拍节睡眠最沉，第二拍节稍浅，第三、第四拍节愈浅。因此能够深度睡眠的时间是晚上8~12时，这两拍节4小时的睡眠量占总睡眠量的75 %。

所以，若想在有限的时间内，用最短的睡眠解除疲劳，以保持旺盛的精力，把睡眠时间安排在晚上 9 时至凌晨 2 时是最佳的。

有些青少年晚上喜欢熬夜，觉得好在学校与家距离甚远，无论是坐地铁，还是坐公交车，只要一坐下来就打瞌睡，一路睡到学校，认为这样的补眠方式，既没影响学习，又不耽误睡觉。

但是，在汽车上睡觉、打盹，容易受到各种因素的干扰，汽车的晃动、光线的刺激、声音的影响、空间的狭窄等都不容易使人进入“深睡眠”状态，而在“浅睡眠”状态下休息，体力不能得到充分的恢复。经常可以听到有些青少年抱怨，车里睡了一觉后，反而觉得腰酸腿疼、疲乏无力。另外，在车上睡觉，还容易导致生病。比如，车上小睡后，最容易落枕和感冒。脖子歪向一边睡觉，容易使一侧的脖子肌肉疲劳，所以很容易落枕。还有，在车上睡觉，车门开关、风扇吹动，一不小心就容易着凉。白天疲劳的时候小睡片刻有助于体能的恢复，但是尽量不要选择在车上睡。

健康安全贴士

（1）睡觉前的准备

劳累一天之后，一定希望睡个好觉。那么在睡觉之前需做好以下几件事情：

◎晚上睡前刷刷牙，不仅可以清除口腔内的积存物，有利于保护牙齿，而且对安稳入睡也有帮助。

◎睡觉前梳梳头，可以促进头皮血液循环，起到保护头发的作用。

◎洗脚对大脑是一个良好的刺激。特别对脑力劳动者而言，用热水洗脚，可促进血液循环，起到消除疲劳的作用。

◎无论天冷、天热，临睡前开一会儿窗户，放进新鲜空气，将有助于入睡。

另外，睡觉前饮少量开水或牛奶，也是有益处的。

（2）舒适睡眠的条件

◎躺在床上休息时，最好看不到任何光线，应选择柔色或暗色窗帘。

◎室内温度保持在22℃最理想，冬天以19℃为适宜。

◎室内空气应清新，最好有苹果、柠檬、玫瑰花等香气，因这些香气有安神的作用。

◎睡前不要吃过多的食物，但饮少量的葡萄酒、牛奶或可可，易于睡眠。

◎卧室内应保持安静。

◎睡眠不宜仰卧，宜侧身屈膝，则精气不散。

◎睡眠不可忧虑。古人说“先睡心，后睡眠”，这是良好睡眠的重要秘诀。

◎睡前不可恼怒，情感的变化会引起气血的紊乱，导致失眠。

◎睡时不可言语，凡人卧下，肺即收敛，此时言语，易耗肺气。

◎睡时不可张口，张口呼吸使肺脏易受冷空气和灰尘的刺激；闭口可保养元气。

◎睡时不可掩面，以被掩面，使人呼吸困难，影响身体健康。

（3）头东脚西睡觉好

睡觉时最好头部朝东，即头东脚西为好。这是因为在地球上经常产生瞬间的磁场扰乱，会明显地改变人头脑电流的正常行为。如果头朝北睡觉，那么影响将更会严重，甚至影响到人体内部的生化流动物质。地球磁场的轻微脉动会抑制脑部电流活动，使人头昏目眩、情绪激动。而当人们头东脚西睡觉时，则头脑会有冷静的感觉。

（4）开空调睡觉应注意的问题

尽量避免长时间待在空调房间里。如果有条件，最好把室温恒定在27℃左右，室内外温差别超过7℃，还要经常开窗换气，确保室内外空气的对流，开机1~3小时最好关一段时间空调，打开窗户呼吸新鲜空气，自然的冷空气是最好的。

运动的不良习惯

俗话说“身体是革命的本钱”，所以时下青少年健身成为一个热门话题。早晨的时候学校为学生们安排了晨跑，课间要做课间操，还配有必不可少的体育课。你是不是在跳完舞蹈、做完体操或打完球后，就习惯性地跑回教室，抓紧时间开始学习呢？这说明你没有意识到体育锻炼后，要做一定的放松整理。整理活动的目的是使机体由紧张状态逐渐过渡到相对静止的状态，它的意义不亚于准备活动，并非可有可无。

运动后不做放松活动

在进行大运动量运动后，人体内部会发生一系列的变化，如代谢旺盛、心跳加快、呼吸加快等。无论如何加强呼吸，都难以满足身体对氧的需要，肌肉往往也处于缺氧状态下，内脏器官也需要在运动停止后一段时间才能调整到正常状态。

因为剧烈运动时，心脏处于高效率工作状态。突然停止运动后，心脏在短时间内仍然继续按照剧烈运动的需要将大量的血液输送到上下肢肌肉里。此时由于运动突停，下肢肌肉不再收缩和产生“唧筒”作用，

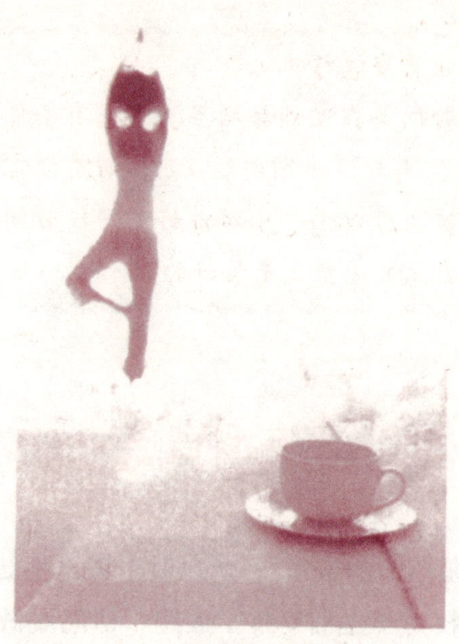

◆放松运动

致使心脏的回流血量减少，大脑不但得不到充足的血液补充，而且在重力的作用下，原有的大脑血液还会急剧流向心脏，造成大脑暂时贫血。于是就会出现眼前发黑、头晕、恶心、呕吐，甚至昏倒的现象，我们称为“重力性休克”。因此，剧烈运动后，不要立即停止下来，而应当继续慢跑一段距离，然后做一些深呼吸或轻微的体操。

那么，放松活动都有哪些好处呢？

◎放松活动可以使紧张的肌肉得到放松。

◎放松活动可以促使机体迅速偿还“氧债”。

◎放松活动可以促进血液循环，使躯体和内脏比较一致地恢复到安静状态。

运动过量猝死

猝死是指自然发生、出乎意料的突然死亡。猝死每天都在发生，不仅可以波及老人，现在青少年，甚至儿童猝死的现象也在屡屡发生，而且运动员猝死也常常发生在体育竞技场上。

因此，在日常运动中，要注意锻炼中的主观疲劳感觉，观察锻炼中及锻炼后的反应，避免过量运动。

一般来说，运动中超出锻炼能力的迹象为心率过快、节律不整，呼吸困难、气喘吁吁、上气不接下气，与他人交谈困难，恶心、呕吐、头晕、头痛，面色苍白，明显虚弱或颤抖，肌肉痉挛，胸、颈部和上肢有紧缩感。

运动后马上大量饮水

有不少同学在进行大量运动后，尤其是在夏天，都喜欢马上喝一瓶冰凉的矿泉水。诚然，由于大量出汗，感到口渴难忍时补充水分是十分必要的，但是，如果不管三七二十一，一口气喝进大量的水，会导致体内体液稀释，血容量突然增加，使心脏的负担加重。另外，大量的水贮留在胃中，既影响膈肌升降，妨碍呼吸，又会使人感到不适，降低运动能力。若短时间内饮水过多，虽然能抑制口渴的感觉，但也增加了机体的排尿量和排汗量，前者使肾脏的负担加重，后者使体内的盐分进一步丢失，导致电解质紊乱，会影响机体的运动能力。因此，同学们可以在运动过后 10 分钟再喝水。

校园内活动不加注意

一般来说，在校园内进行课间活动时，有以下几方面需要注意的问题。

1. 课间活动的注意事项

室外空气新鲜，课间活动应当尽量在室外，但不要远离教室，以免耽误下面的课程。课间活动的强度要适当，不要做剧烈的活动，以保证继续上课时不疲劳、精力集中、精神饱满。活动的方式要简便易行，如做做操等。活动时要注意安全，要避免发生扭伤、碰伤等危险，严禁追、赶、打、闹和攀高走险。

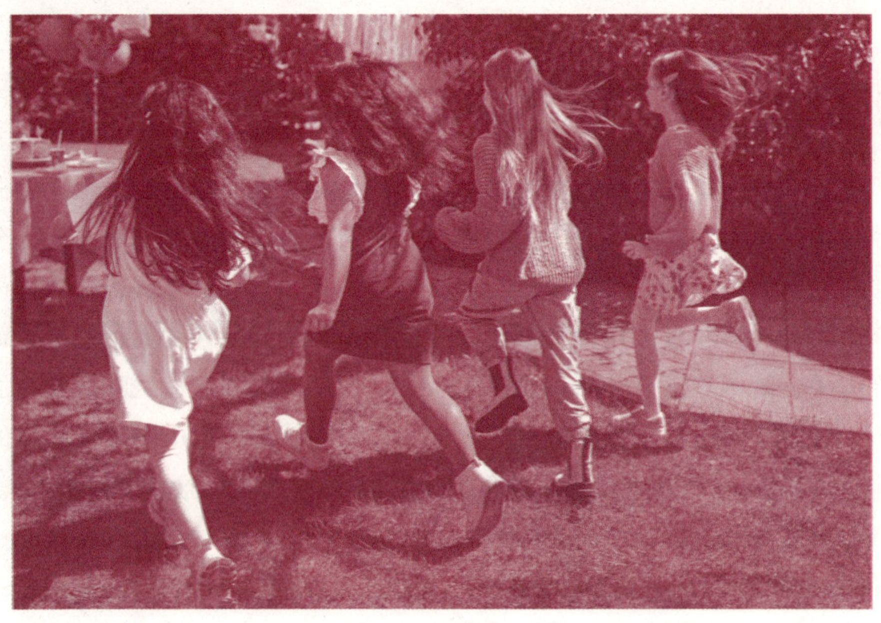

◆校园里的集体游戏

案例

小松今年才8岁，读小学二年级。小松说，某日下午，他跟同学玩耍，伸手去抱对方，对方挣脱后又反过来抱他，两人一同摔在地上。他的右手被压在身下，当时很痛，但他没跟老师说。

小松后来又上了英语、体育等三节课。在课上，小松双手紧贴身体，低头不语。老师问他为什么不写作业，小松说没带作业本。上体育课时，学生们做操，小松想举右手，但举不起来，流下了眼泪，做完操大家跑步，小松双手贴着身体一动不动，以这种怪异的姿势跑了几圈，老师没有上前询问小松到底发生了什么事。

直至第二天小松痛得受不了，去医院拍了X线片，小松右锁骨骨折的事情才为大家所知。

另外，有许多看起来细微的小事情也需要注意，否则，同样容易发生危险。主要有以下几方面：

（1）防磕碰

目前室空间大多比较狭小，又放置了许多桌椅、饮水机等用品，所以不应在教室中追逐、打闹，做剧烈的运动和游戏，防止磕碰受伤。

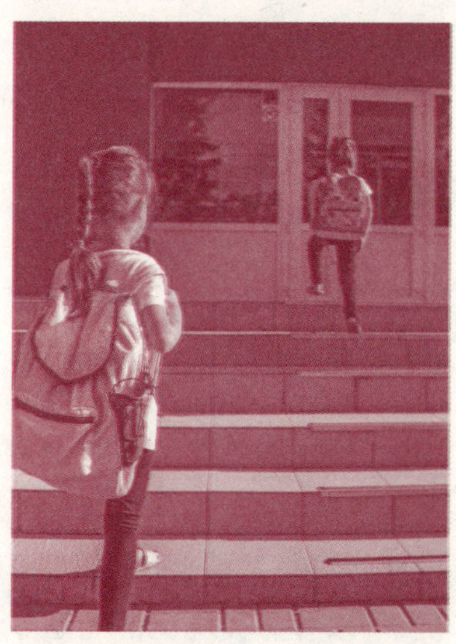

◆窄小的校门存在安全隐患

（2）防滑、防摔

教室地板比较光滑的，要注意防止滑倒受伤；需要登高打扫卫生、取放物品时，要请他人加以保护，注意防止摔伤。

（3）防坠落

无论教室是否处于高层，都不要将身体探出阳台或者窗外，谨防不慎发生坠楼的危险。

（4）防挤压

教室的门、窗户在开关时容易压到手，也应当处处小心，要轻轻地开关门窗，还需留意会不会夹到他人的手。

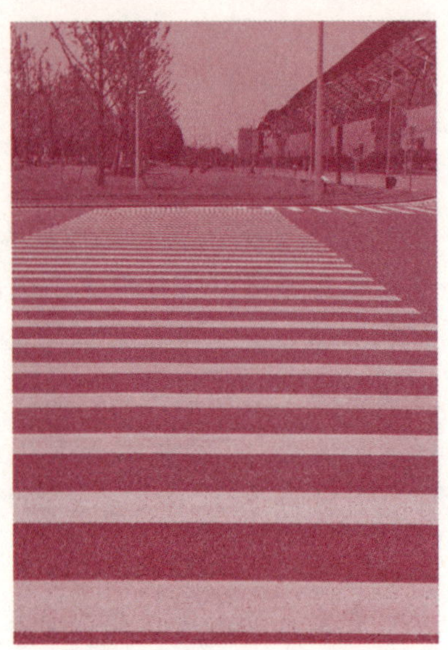

◆过马路要走斑马线

（5）防火灾

不带打火机、火柴、烟花爆竹等危险物品进校园，杜绝玩火、燃放烟花爆竹等行为。

（6）防意外伤害

改锥、刀、剪等锋利尖锐的工具，图钉、大头针等文具，使用时必须有老师指导，用后应妥善存放起来，不能随意放在桌椅上，防止有人因此受到意外伤害。

2. 游戏时的安全事项

游戏是孩子们生活中的重要内容，在游戏中要树立安全观念：

（1）要注意选择安全的场所

每天放学后同学们必须在指定地点统一站队回家。路队行进时若掉了东西，或散了鞋带的同学，要迅速出队，等路队过去后再捡东西或系鞋带。

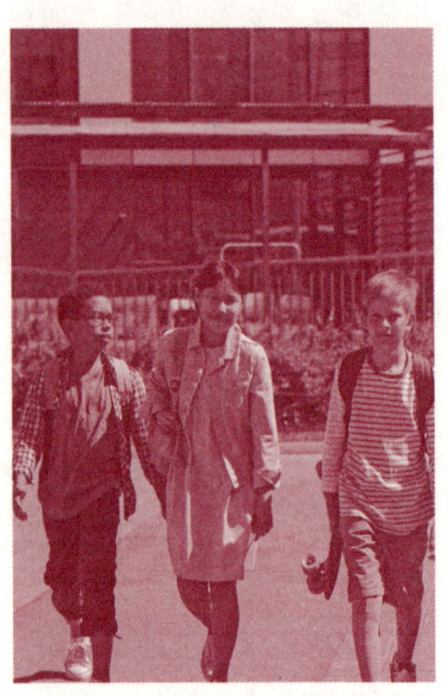

◆放学结伴回家

要远离公路、铁路、建筑工地、工厂的生产区；不要进入枯井、地窖、防空设施；要避开变压器、高压电线；不要攀爬水塔、电杆、屋顶、高墙；不要靠近深湖（潭、河、坑）、水井、粪坑、沼气池等。这些地方非常容易发生危险，稍有不慎，就会造成伤亡事故。

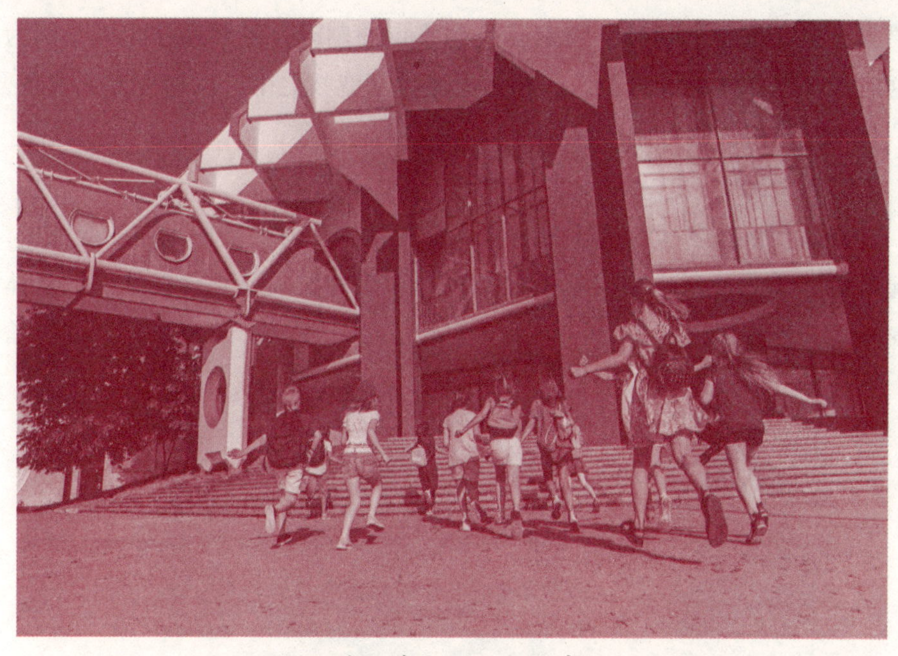

◆谨防学生发生交通事故

（2）要选择做安全的游戏

不要做危险性强的游戏，不要模仿电影、电视中的危险镜头，例如扒乘车辆、攀爬高的建筑物、用刀棍等互相打斗、用砖石等互相投掷、点燃树枝废纸等。这样做的危险性很大，容易造成预料不到的恶果。

（3）游戏时要选择合适的时间

游戏的时间不能太久。这样容易过度疲劳，发生事故的可能性就会大大增加。最好不要在夜晚游戏，天黑视线不好，人的反应能力也降低了，因此容易发生危险。

3．体育课的安全事项

体育课的训练内容是多种多样的，因此安全方面要注意的事项也因训练的内容、使用的器械不同而有所区别。

（1）短跑

这类项目要按照规定的跑道进行，不能串跑道。这不仅仅是竞赛的要求，也是安全的保障。特别是快到终点冲刺时，更要遵守规则，因为这时人身体产生的冲力很大，精力又集中在竞技之中，思想上毫无戒备，一旦相互绊倒，就可能严重受伤。

（2）跳远

必须严格按老师的指导助跑、起跳。起跳前前脚要踏中木制的起跳板，起跳后要落入沙坑之中。这不仅是跳远训练的技术要领，也是保护身体安全的必要措施。

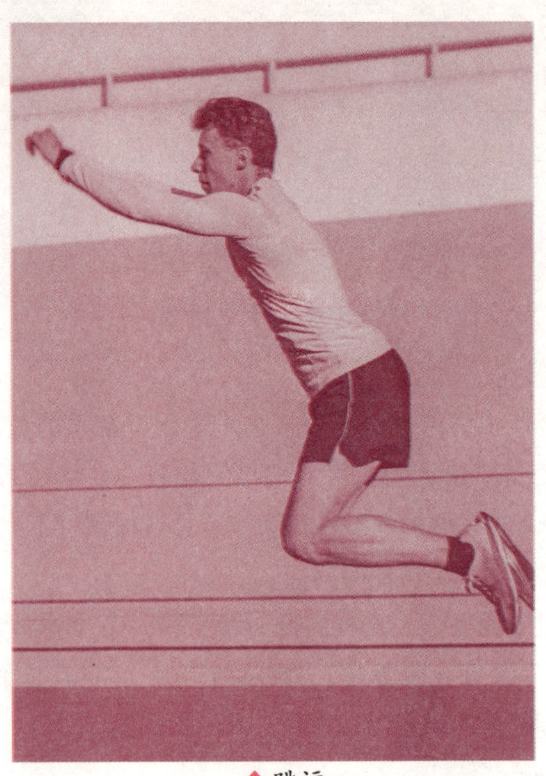

◆跳远

（3）投掷训练

如投铅球、铁饼、标枪等，一定要按老师的口令行动，令行禁止，不能有丝毫的马虎。这些体育器材有的坚硬沉重，有的前端有尖利的金属头，如果擅自行事，就有可能击中他人或者自己被击中造成伤害，甚至危及生命。

（4）单、双杠和跳高训练

做单、双杠动作时，要采取各种有效的方法，做双手提杠时不打滑，避免从杠上摔下来，使身体受伤。跳高时，器材下面必须准备好厚度符合要求的垫子。如果直接跳到坚硬的地面上，会伤及腿部关节和后脑。

（5）跳马、跳箱等跨跃训练

器材前要有跳板，器材后要有保护垫，同时要有老师和同学在器材旁站立保护。

（6）前、后滚翻，俯卧撑，仰卧起坐等垫上运动

做动作时要严肃认真，不能打闹，以免发生扭伤。

（7）篮球、足球等项目训练

要学会保护自己，也不要在争抢中伤及他人。在这些争抢激烈的运动中，自觉遵守竞赛规则对于安全是很重要的。

4．集体运动会的安全事项

（1）要遵守赛场纪律，服从调度指挥，这是确保安全的基本要求。

（2）没有比赛项目时不要在赛场中穿行、玩耍，要在指定的地点观看比赛，以免被投掷的铅球、标枪等击伤，也避免与参加比赛的同学相撞。

（3）参加比赛前做好准备活动，以使身体适应比赛。

（4）在临赛的等待时间里，要注意休息。

（5）临赛前不可吃得过饱或者过多饮水。临赛前半小时内，可以吃些巧克力，以增加热量。

（6）比赛结束后，不要立即停下来休息，要坚持做好放松活动，例如慢跑等，使心脏逐渐恢复平静。

（7）剧烈运动后，不要马上大量饮水、吃冷饮，也不要立即洗冷水澡。

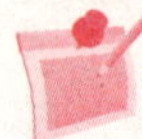

健康安全贴士

运动是保持健康之本，要采取正确的运动方法：

（1）必须遵循循序渐进的原则

如散步、慢跑、太极拳、游泳、跳舞、健身操等，因人而异，不可过度，不可盲动。运动后心率最好控制在比运动前增加60%~65%为宜。坚持作息时间，每天保证6~8小时的睡眠。

（2）运动后放松

运动后可躺在海绵垫或藤垫上休息片刻，平躺时脚放置的位置应略高于头，或是与头的高度平。切不可躺在有水汽的地上。休息片刻后可进行头手倒立或是靠墙手倒立，时间3~10秒，可进行几次，有利于下肢血液回流心脏。然后再抖动四肢，先抖动、拍打大腿或是上臂，后抖动小腿或前臂。

（3）运动后按摩

运动后按摩是消除疲劳的重要手段。按摩的主要手法有抖动、点穴、揉捏、叩打、推摩等。几种手法结合可起到良好的放松效果，且恢复快，对人体的五脏六腑也有保健作用。

服药的不良习惯

当心药物不良反应

药品是与人们生命和健康息息相关的特殊商品。它是一把双刃剑，既可治病，也可致病；既可救命，也可害命。

多数药物在治疗疾病的过程中都有可能引起A型与B型两大类不良反应。A型不良反应是因药物的药理作用增强所致，与剂量有关，发生率较高，但病死率低。B型不良反应一般难以预测，是与正常药理作用完全无关的一种异常反应，包括与药物的一些成分有关的异常反应及与患者特异的遗传和过敏体质有关，发生率虽低，但病死率较高。

一般来说，在具备安全用药常识、正确认识药物不良反应的情况下，60%以上的由于药品造成的健康损害可得到预防。由此可见，加强对青少年学生安全用药意识的教育是何等的重要。

雄黄引起慢性中毒

牛黄解毒片是一种中成药，由牛黄、雄黄、石膏、大黄、黄芩、桔梗、冰片和甘草组成，有清热解毒的作用。主要用于火热内盛、咽喉肿痛、牙龈肿痛、口舌生疮、目赤肿痛等症。

不过，雄黄含砷，长期服用会引起慢性中毒。人体如果长期大剂量

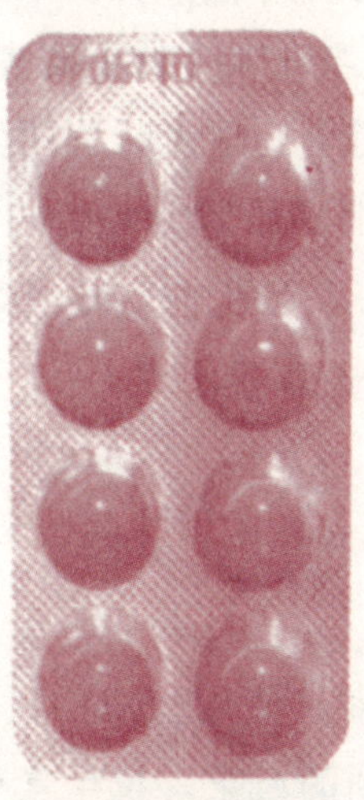

◆牛黄解毒片

摄入雄黄，属于重金属的砷会在体内蓄积，造成严重的肝损害，并可能损害血液系统和神经系统，出现皮肤发黑、毛发脱落、皮肤角化、变黑，肝脏受损以及神经感觉异常等症状。严重的则会引起过敏性休克，威胁患者生命。另外，从中医的角度来说，祛火的药通常都是寒性极大的泻药，其中多数都含有大黄、番泻叶等成分，这些成分在通便的同时也会伤害脾胃和肠道，使肠胃产生依赖性，当肠胃对泻药适应了以后，就势必要加大剂量，才能起到继续通便的作用……长此以往，会对身体产生危害，牛黄解毒片也是如此。

案例

患者张女士全身皮肤发黑、疲乏无力、腹胀、腹腔大量积液……尿砷含量超出人体正常范围 50 倍！患者出现生命危险。

张女士为某公司职员，医生经过反复询问，均未发现其接触过含砷类物质，而且，从各种指标的化验和检查来看，也看不出中毒的原因。

如此危重的肝腹水患者，必须找到病因，才能更好地对症下药。在医生询问患者曾经服用的药物时，张女士才如梦初醒，忽然想起她已经连续服用 4 年、从未产生过半点怀疑的中成药——牛黄解毒片。

因此，为了安全，当同学们在自行选用类似于牛黄解毒片等中成药时，要严格按说明用药。刚开始时剂量可以稍大一些，如一次 3~5 片，一天吃 3 次，随着症状减轻，药量也应该慢慢减少。当正常用药一星期后，病症若没有改善，就要及早就医了。

不要滥用抗生素

随着抗生素种类的增多，使用历史的延长，滥用的现象日益普遍，同时也带来了许多意想不到的后果。抗生素可分为许多种类型，每一种类型都具有独自的抗菌范围。简单地说，某一种抗生素对某种细菌有杀灭或抑制作用，但对另外的细菌则没有作用。如果抗生素选择错误或者一种抗生素使用时间过长，这就会造成不良后果。轻的对疾病没有治疗作用，严重的将会延误病情，甚至引起许多不良反应。

抗生素在治疗疾病的同时，或多或少带有某些不良反应，如果对它们的不良反应不了解而滥用的话，后果将不堪设想。比如有的抗生素会影响听力，甚至发生耳聋；有的抗生素对肾脏有损害，如用于患有肾病的患者身上，会加重病情；有的抗生素会引起过敏，使用前一定要做皮试等，因而在选择时千万要慎重。

因此，青少年不能乱给自己开处方，身体有炎症可能是很多因素引起的，不能自己随便用药，应及时去医院检查，在医生的指导下正确服药。

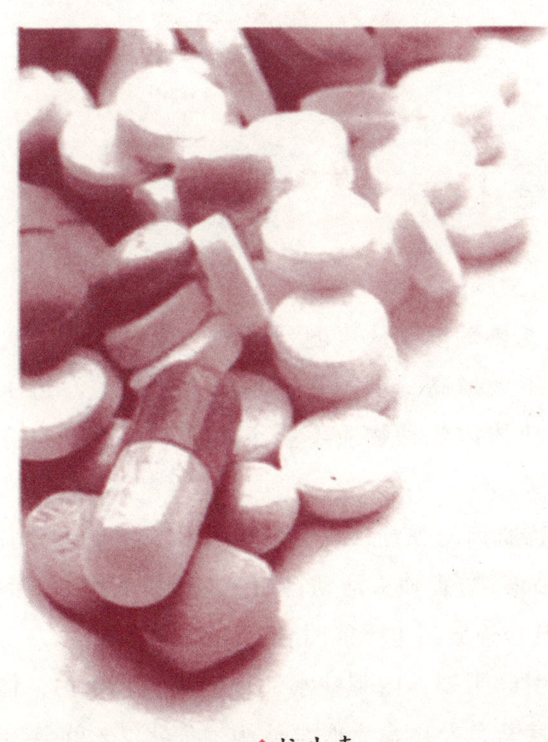

◆抗生素

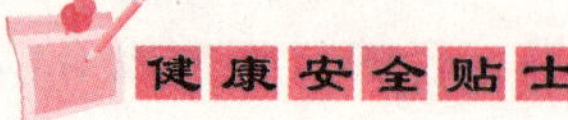

是药三分毒，药物对于人体而言只有一个用途，那就是治病。除了用于治病之外谁会去吃药呢。

道理不言自明。但很多人却对这个浅显的道理不理解，对药好像有特殊爱好，非要违规吃药，从而造成很严重的不良后果。

有病才用药。按医嘱或按疗程服用。自己做主擅自用药，擅自过量用药，长期用药都应密切关注服药后的毒副作用。

饮水的不良习惯

饮水习惯不科学

水是人体不可缺少的。

当人们遇到炎热气候或从事剧烈运动，体内水分就变成汗液大量散发掉，使体温不致增高。水还直接参加人体内的渗透压、电解质和酸碱平衡调节，使体内各种物质不至于紊乱，各组织的功能不致发生障碍。

水又可以保持肌肉的弹性，皮肤的柔软和光滑。人体各个关节内有一种很滑润的关节液，能促使人活动自如。如果没有水，手指将是垂直的，腿也不能弯曲，甚至连眼睛也不能闭合。

皮肤失水会引起干裂；内脏缺水，较轻时头昏乏力，体温升高，较重时会发生昏厥甚至危及生命。医学认为，失水2%就会影响心脏活动；失水10%就出现新陈代谢的紊乱，导致严重的症状；失水超过25%就会引起死亡。

水是如此之重要，但在日常生活中，人们却常常存在如下不良饮水习惯。

1. 渴了再饮

通常，人们饮水是根据是否口渴而定的。实际上，人感到口渴时，机体内的水分平衡已经被破坏，人体细胞开始脱水，所以中枢神经发出要补充水分的信号，使人口渴。因此，青少年学生应养成定时饮水的习惯，及时补充体液的丢失。

2. 饮水过多

人体内的水必须维持相对的稳定，人体细胞膜为半透膜，水可以自由渗透，饮水过多可使水渗入细胞内，引起细胞肿胀，发生水中毒，脑细胞水肿则会使颅内压升高，使人出现神经症状，如头痛、呕吐、疲乏、视力模糊、嗜睡、呼吸减慢、心率减慢、昏迷、抽搐等。

3. 大量出汗后立即饮水

出汗较多的情况下不能一次性饮水过多，否则会增加心脏负担，出现心慌、气短、出虚汗等现象。大量出汗会使身体损伤不少盐分，如果再大量饮水则稀释血液中的盐分并增加出汗，汗水则又要带走盐分，结果人总会觉得口渴。大量出汗时人体胃肠道血管处于收缩状态，吸收能力差，大量饮水易在胃肠道里积聚，使人感到闷胀，并会引起消化不良。因此，大量出汗后不宜饮水过多，应先用水漱口后再喝一点淡盐开水，过一段时间后才能增加饮水。

4. 大量出汗时单纯饮用白开水

炎夏气温高、湿度大，易引起体内缺水。此时单纯饮用大量白开水对身体无益，因为水分无法在组织和细胞内停留，会随汗液排出体外，相应又要带走体内的一部分盐，口渴更严重。严重时还会出现乏力、恶心、不思饮食等症状。一次大量饮用白开水后，还会使胃肠道负担加重，出现闷胀感。大量水分进入血液，血容量增加，心脏负担加重，容易出现心慌、疲乏、食欲不振等症状，因此在防暑饮料中适量加入食盐，口渴时饮用这种含盐饮料既能解渴又对身体无害。

5．饮生水

很多同学都有饮用生水的习惯。虽然饮用生水也能止渴，但会给健康带来不少隐患。未经煮沸的井水、沟渠水和自来水中都或多或少地含有致病菌和寄生虫，所以，饮用生水可能会引起肠炎、肝炎、痢疾、伤寒、霍乱，以及血吸虫、钩端螺旋体病等传染病。

6．饮过热的白开水

有些人认为饮用热开水解渴，其实，经常饮用过热的水，会使口腔、食管和胃黏膜发生炎症。

7．打嗝时饮水

相信同学们一定有过这样的经历：自己打嗝不断，家长就会让你喝点热开水以便使打嗝停止。事实上，这种做法是不对的。因为，从解剖位置上看，气管在食管前面，两者均上通咽喉，吞咽时整个喉室上升，气管出口正好被会厌软骨盖住，吃进的水或食物就能顺利地进入食管；而当人们呼吸时，空气要出入气管，喉室就下降，气管口开放。打嗝通常难以控制，气管口必须开放，让空气出入，此时饮水则会使喉室的升降难以自主，饮进口腔的水势必会溜进气管而引起反射性咳呛，故打嗝时忌用饮水的方法来止嗝。

8．睡前过多饮水

睡前饮用水过多，尤其是那些嗜好饮茶的人，会使大脑皮质兴奋，难以入眠。因此，睡前不要大量饮水。

9．饭后立即饮水

很多同学都有饭后一杯水的习惯，这是不科学的。饭后饮水会冲淡胃液，影响食物的消化吸收。因此，饭后不宜立即饮水，至少要饭后半小时以后才能饮水。

还是饮用凉开水好

根据新近医学研究可知，补充体液和解渴的理想液体是凉开水。

美国学者研究发现，煮沸后自然冷却的凉开水，具有特殊的生物活性，很容易透过细胞膜，因而能促进新陈代谢，改善免疫功能。有喝凉开水习惯的人，体内乳酸脱氢酶的活性较高，肌肉组织中乳酸积累减少，所以不容易感到疲劳。

日本专家研究表明，清晨喝凉开水能很快被排空了的胃肠道吸收利用，使血液稀释、血管扩张、血液循环加快，还能增强血管弹性，降低血压，防止心、脑血管疾患的发生。

另外，经过喝凉开水这种“内洗涤”产生的作用，还有助于心、肝、肾和内分泌腺生理功能的改善，提高免疫功能，预防感冒、咽喉炎、关节炎和某些皮肤病。研究还发现，开水在冷却过程中，氯气比一般自来水减少一半以上，但对人体有益的微量元素却并未减少；水的表面张力、密度、黏滞度和导电性等理化特性也有不同程度的变化，与生物体活性细胞中水的生物化学特性极为相似，故容易被机体吸收而发挥作用。不过，饮用的凉开水要新鲜，不能久放，否则易失去生物活性作用，或遭受细菌污染，对人体不但无益，反而有害。

由此可见，凉开水可谓是最实惠也是最方便的健康饮品！

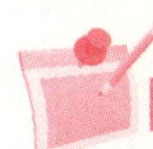

健康安全贴士

水在机体内的作用是很重要的，但是有的青少年却常常是口渴时才饮水，这种饮水习惯不利健康。因为当你感觉到口渴时，人体水分已失去平衡，这就像待田地干裂才引水灌溉而无利于禾苗生长一样。

一般来说，多喝水比少喝些水有好处。如果水超过人体的需要，也不必担心，它可以从排泄器官排出体外，不会对健康有损害。反之，就可能带来严重后果。饮水也是有学问的，水与人体健康密切相关，饮水不足不能满足人体需求，但饮水不当同样也会影响健康。

刷牙的不良习惯

龋齿对学生成年后身体健康的影响较大，因此，要从小了解一些口腔保健常识。

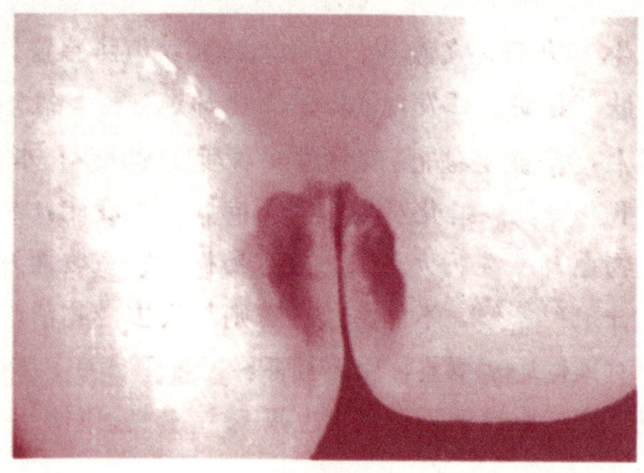

◆龋齿

用力横刷

有些青少年习惯使用毛束密集的大头牙刷，用力横向拉锯式刷牙，以为这样可以提高效率和清洁程度。殊不知，正是这些粗、硬、密的毛束，加上灵活性欠佳的大刷头，使它难以清洁牙齿间隙和隐蔽面，清洁效果反而下降。同时，用力横刷易使牙颈部由于机械磨耗出现楔状缺损，并导致牙龈损伤、牙龈萎缩。

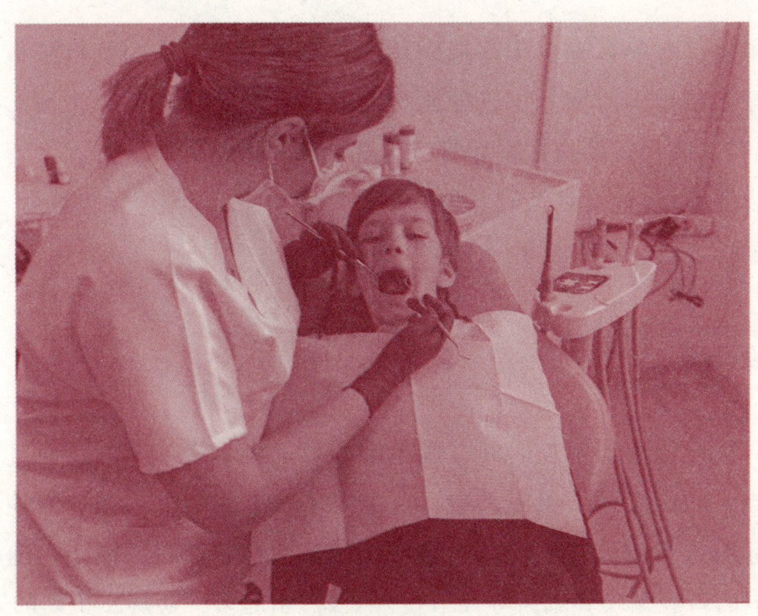

◆预防龋齿

早刷晚不刷

龋齿的发生是由于细菌繁殖产酸、口腔不洁与抗龋力下降、含糖食物等三大原因造成的。如果夜间睡前不刷牙漱口，白天进食后遗留的食物碎屑与残渣就会积存于齿缝和牙齿沟裂内，成为细菌生长繁殖的温床。此外，由于夜间口腔咀嚼与语言活动停止，唾液分泌也大大减少，造成口腔自洁功能的减弱，更有利于细菌的大肆繁殖，发酵产酸腐蚀牙齿。养成每日“饭后必漱”，每晚睡前刷牙的习惯，这必将使你终生受益。当然，经过一夜安睡后，晨起再刷漱一次，会令牙齿更加洁白光亮，口气清新，精神焕发地投入新的一天。

刷牙不得要领

相信，有很多青少年都把刷牙当作一项无足轻重的例行公事，不愿为刷牙多挤出点时间。正确的刷牙应刷到每个牙齿的每一个面，要“面面俱到”。应付式的匆忙刷牙肯定无法达到这一目的。此外，牙膏除有按摩清洁作用外，尚有杀菌和其他的多种保健功能，牙膏与牙齿接触不充分，接触时间过短，将不能充分发挥其功能作用。

不换牙刷

一把牙刷用上很长时间，刷毛都变形了也不换新牙刷。而且用后放置不当，如刷头朝下置于杯中，这也是不少青少年的习惯。对使用 1 个月的牙刷进行检测，发现有大量致病细菌。这些潜在的细菌，随时可以由破损的口腔黏膜和龋齿等环节侵入人体，引起多种疾病。正确的做法是：刷牙后，应以清水反复冲洗牙刷几次，甩干刷毛，将刷头朝上放置于通风处。牙刷刷毛变形或使用 3 个月左右应更换。

饭后马上刷牙

有很多孩子都有饭后马上刷牙的习惯，甚至有的人不管吃了点什么都要刷牙，其实这样反而不利于牙齿健康。人们用餐时吃的大量酸性食物会附着在牙齿上，会使牙齿表面的牙釉质软化，甚至与牙齿釉层中的钙、磷分子发生反应，将钙、磷分离出来，牙齿会变得软而脆。此时刷牙会破坏牙釉质，损害牙齿健康。

牙医建议，饭后或吃了酸性食物后，可以用水漱口，或喝一小杯牛奶，用牛奶像漱口一样与牙齿亲密接触，可以帮助清洁口腔、中和食物的酸性、加快牙齿钙质的恢复过程。酸性高的食品对儿童牙齿的危害不容忽视，父母一定要控制孩子吃糖果的量。如果要坚持餐后刷牙，也要等半小时后再刷牙，这时牙齿的保护层已恢复，刷牙就不会损伤牙齿了。

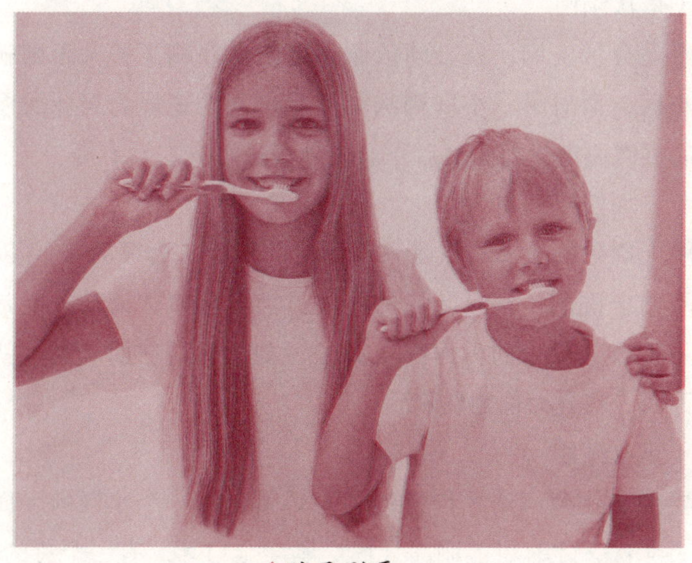

◆孩子刷牙

刷牙的四项原则

据口腔专家介绍，每颗牙有五个面，即颊、舌、咬合及两个邻面，这五个面都能刷到很不容易。因此，刷牙的方法和用具很重要。保健牙刷的要求是：刷头应小，毛束排数不超过 3 排，束孔距不小于 1.5 毫米；尼龙丝直径不超过 0.3 毫米；刷头短而窄，适宜扭转上下扫刷；牙刷柄偏弯或直，刷毛成锯齿状。正确的方法是竖刷法：牙刷毛束与牙面成 45° 角，转动刷头，上牙从上往下刷，下牙从下往上刷，上下牙列面来回刷。

（1）分区洗刷

全口牙齿可分为上颌牙和下颌牙两大部分，上下两部分各自分为左右两侧，每一侧再细分为前、中、后三个小区，每个小区仅包括 2~3 颗牙齿。作为一个刷牙动作的洗刷单位，要求在刷净一个小区之后，再去洗刷另一个小区。

（2）依次洗刷

既然是分区洗刷，就必须依照一定的次序刷下去。否则就有可能刷净某一小区，而对另一小区则洗刷不足，甚至遗漏。至于次序的安排可按各人的习惯而定。如先上后下、先外后里、先左后右等。

（3）三面洗刷

一般人刷牙的最大缺点是只刷牙齿的外面（唇颊面），而对舌面及咬合面都不给予洗刷。结果牙齿的外表虽然看起来很清洁，但是张开口来仔细往里检查，牙齿的舌面都堆满了污物。所谓三面洗刷，就是要求将颊面、舌面、咬合面都能洗刷到。

（4）重复洗刷

若要彻底达到清洁牙齿的目的，必须在每一个小区的牙面上来回重复洗刷 3~4 次，才有可能刷净牙面。刷净全口牙，有一个总的时间要求，即每次刷牙以持续 2~3 分钟为宜。

（5）用冷水刷牙

资料表明，人的牙齿适宜在 35℃ ~ 36.5℃的口腔温度下进行正常的新陈代谢。如果经常给牙齿以骤冷骤热的刺激，则可能导致牙龈出血、牙龈痉挛或其他牙病的发生。科学家通过研究认为，用温水刷牙有利于牙齿的健康。反之，长期用凉水刷牙，就会出现“人未老，牙已老”的结局。

◆健康的牙齿

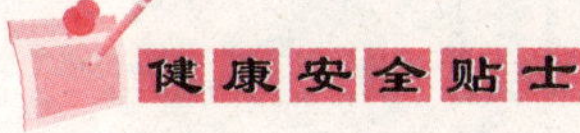

牙齿的寿命平均比人的寿命短10年以上，实践证明，35℃左右的温水是一种良性的口腔保护剂，用这样的水漱口，既利牙齿，也利咽喉和舌头，还利于清除口腔里的细菌和食物残渣，会使人产生清爽、舒服的口感。

休闲的不良习惯

吸烟不是有风度

吸烟对生长发育中的青少年健康危害很大，对骨骼发育、神经系统、呼吸系统及生殖系统均有一定程度的影响。由于青少年时期各系统和器官的发育尚不完善，功能尚不健全，抵抗力弱，与成人相比吸烟的危害就更大。此外，由于青少年呼吸道比成人狭窄，呼吸道黏膜纤毛发育也不健全，因此吸烟会使呼吸道损害并产生炎症，增加呼吸的阻力，使肺活量下降，影响青少年胸廓的发育，进而影响其整体的发育。

据专家介绍，吸烟时，烟雾大部分经气管、支气管进入肺内，小部分随唾液进入消化道。烟中有害物质部分留在肺内，部分进入血液循环，流向全身。在致癌物和促癌物协同作用下，正常细胞受到损伤，变成癌细胞。年龄越小，人体细胞对致癌物越敏感，吸烟危害越大。

事实上，吸烟可不是什么有风度的体现，正确的做法就是让自己远离烟草。可以多看一些有关吸烟危害健康的书籍，也可以到医生那里咨询一下，如何防止被动吸烟的办法。

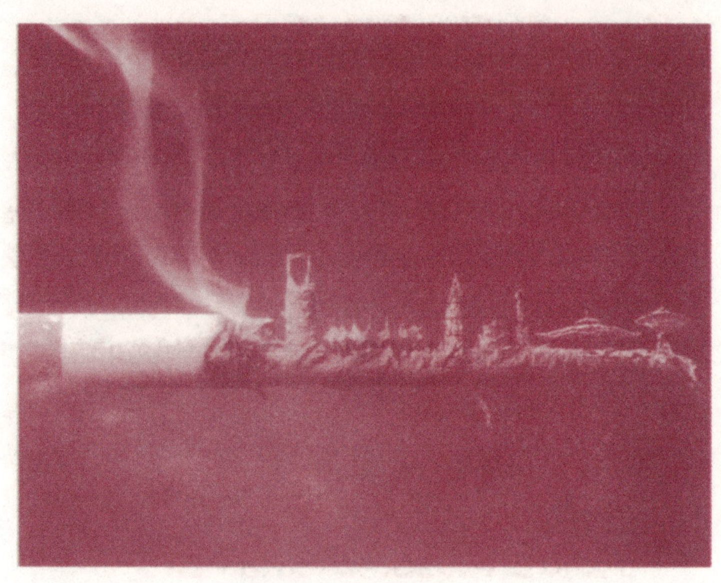

◆吸烟有害健康

如果你现在还在吸烟，就应当戒烟了。戒烟的方法很多，最直接和最有效的方法就是寻找香烟的替代品。一杯清茶、短暂的休息都可以让你重新精神饱满。清茶中的有效成分可以让你的脑细胞充分活跃，而休息则可以让这些细胞重新充满活力，这两种替代方法都不会伤害到身体，所以不妨一试。

吸食毒品不是赶潮流

毒品是毒害身心健康的麻醉剂，有些青少年却陷入其中，不但严重影响了自己的身心健康，也自毁了本该美好的前程。那么，究竟是什么原因让他们踏上了这条不归路呢？

（1）无知好奇

青少年生理、心理都未完全成熟，与此同时，他们又乐于探索一切新鲜事物，再加上不了解吸食毒品的危害性，认为新型毒品“不会上瘾”，

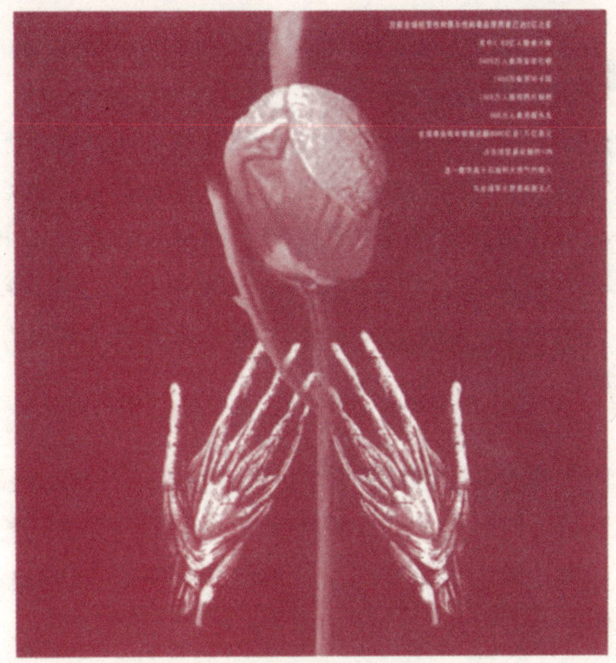

◆珍爱生命远离毒品

于是抱着试试玩的好奇心理尝试吸毒。

案例

青年董某，听说毒品能让人舒经活络，便萌生了试一试的念头。岂料吸食后再也不能自拔。最终，他为筹集毒资而抢劫出租车，被绳之以法。

由于对毒品的无知，有的女孩子听说吸毒可以减肥，竟信以为真，结果生命逝去的速度比体重减轻的速度还要快；有的青少年抱着“找一下吸毒的感觉”、“抽着玩玩”、“尝尝新鲜”等念头，尝试着吸毒，结果却不能自拔；有的青少年认为“我只想知道吸毒是怎么回事”、“我不信它有那么神”、“吸一口不要紧”等心态，在毒品面前放任自己的好奇心，殊不知这好比在悬崖边抬脚试探崖底有多深一样危险。

案例

北京中学生刘某，一向活泼好学，还是高三年级的团干部。她得知一位同学吸毒后非常好奇，逐渐产生了试一试的想法，最后，也尝试起吸毒。第一次吸毒后，她的感觉并不好，她详细地在日记中记录了当时的感觉。但是，第二次、第三次之后，她就再也无法控制自己。结果，在不到一年的时间里，她辍学出走，为筹集毒资进了歌舞厅，直到被送进强制戒毒所。

（2）上当受骗

目前，不少青少年是在不知隋的状态中被毒贩诱骗而吸毒的。毒品贩子为躲人耳目，同时为了“以贩养吸”，往往设下陷阱，把青少年一个个拉下水。这些陷阱有花言巧语、请客吃饭、递烟、诱骗服用掺有毒品的食物饮料等。

案例

广州的高二学生李某，无意间碰到原来的一个邻居，那个邻居其实是个毒贩。李某被毒贩拖着进了饭馆，两扎啤酒下肚，两人无话不谈。毒贩给了李某一支装有毒品的香烟，李某吸完后感到有些不舒服。毒贩于是告诉李某这是专门为男性制造的香烟，有强身壮阳的功效。两人第二次见面时李某又抽了一支“壮阳烟”，感觉似乎不错。这样，毒贩在两个星期里不断免费提供“壮阳烟”给李某，直到李某成瘾，自己掏腰包买“烟”。李某从此成为这个毒贩的固定“客户”。有对毒贩子夫妇，利用赊账供毒的方式，诱骗了76名青少年吸毒成瘾，不但榨干了他们的钱财，还致使其中4人因吸毒过量而死亡。

这些青少年至少犯了三个错误：一是缺乏警觉戒备意识，对诱惑未能提高警惕，轻信谎言断送了大好前程，甚至丧失了宝贵的生命；二是发现自己吸毒后，缺乏主见，意志薄弱，没能及时向人求助；三是没有向公安机关报告，使毒贩逍遥法外，危害社会。

（3）误将吸毒视为“时髦”

有些青少年认为吸毒时髦、气派，是高档消费和富有的象征；有些青少年觉得吸毒是“有个性”；有一些女学生甚至听信吸毒有助减肥、美容而“毅然下水”，殊不知吸毒是违法行为，是在往绝路上走。

案例一

柳州的歌厅服务生张某，经常看到一些年轻人在疯狂的音乐节奏中摇头不止，他知道那些年轻人服用了最流行的摇头丸。张某认为服用摇头丸是新生活方式，是时尚的表现。于是，17 岁的他也开始服用摇头丸，不仅如此，他还大张旗鼓地向周围的朋友吹嘘摇头丸的“魔力”。

案例二

海南的一个富家子弟莫某，时常看到进出老板俱乐部的一些生意人吸毒，这些人挎着女郎，开着名车，看上去十分潇洒。莫某认为这就是高档生活、高档消费的标志，于是也开始吸毒。最后，他不仅盗卖了父母辛辛苦苦挣来的房产、汽车，还因引诱同伴吸毒而犯罪。错误的人生观导致许多年轻人误将吸毒视为时髦，最终断送了他们本来美好的前程。

（4）不良影响

许多青少年染毒都是来自周围的不良影响，而唯有坚决拒绝这种不良影响才是唯一的选择，否则必将酿成大祸而危害自己或他人。

案例一

一位戒毒者在叙述自己的吸毒史时说：“一次，一位朋友给了我一支香烟，并用手指挑了很少一点白粉放进去。我想这么一点点是不会上瘾的，就接过来抽了，当时只感觉到恶心、呕吐。第二次，我又抽了一支，这次找到了感觉。谁知道这一尝出味道，就上瘾了，从此一发而不可收拾。没想到这是致命的一口啊！”

案例二

一位少女12岁时就跟母亲学会了吸毒，14岁时就不得不出卖肉体以赚取母女二人吸毒所需的费用。在戒毒所里，女儿开始醒悟，母亲却利用强制戒毒期满的机会，骗取了女儿仅有的1000元戒毒费，一去没有音信。毒瘾缠身的这个女儿，在一次毒瘾发作时冲向一辆正在行驶中的出租车。虽经抢救她自杀未成，但是她的脸上却留下了永久的疤痕。

由于同学、同伴、同事、亲属吸毒的不良影响而导致吸毒的青少年，每年都有许多。他们在最初发现自己置身不良影响的时刻，没有采取坚决拒绝的态度，这为日后种下了祸根。事实上，为了自己，也为了他人，唯一的选择就是向禁毒和戒毒机构举报自己周围的贩毒吸毒者。

（5）逃避现实

一些青少年由于父母离异、家庭关系紧张、学习压力大、师生关系不好、高考受挫，以及待业等不顺心的事引起精神苦闷，情绪低落，试图以吸毒麻醉自己。这种不积极的心态，其结局只能是登上“死亡快车”。

案例一

何某从小到大，学习一帆风顺，成绩在班上一直是第一名。然而，班上转来的新同学成绩更好，直接“威胁”了他第一名的地位。何某开始有“既生瑜，何生亮”的感觉。期末考试最后一门还没考完，新同学领先5分，于是何某的自尊心受挫，面子上挂不住了。在考最后一门功课时，何某孤注一掷，采取作弊的形式，结果，不仅作弊败露，而且名誉扫地，处分、检讨接踵而来。一直过于顺利的何某被悔恨压得喘不过气来，他无法承受和面对这一切，于是逃遁在毒品的梦幻中，使这个伤心故事又演绎了一幕悲惨结局。

案例二

贵州小老板齐某，由于经营失败，产生了悲观情绪，整日唉声叹气，心烦意乱。听说吸毒可以产生欣快感，可以忘却苦恼，于是他主动寻求毒品，终日沉浸在吸毒后的幻觉中，以麻痹自己。齐某不仅自己吸，还让媳妇吸，结果，家产荡尽，两人流落他乡。

人生谁无烦恼？关键是要正确对待。青少年一旦遇到无法排解的烦恼，首先要设法寻找正确的途径去解决，而不能自暴自弃。

（6）逆反心理

有的人是为了给吸毒者做出戒毒的榜样，不信吸毒戒不了而吸毒；还有的是想要证明自己非同一般而吸毒。这都是因为有一种不正常的逆反心理在作怪。

案例

辽宁一家企业的职员宋某，因老板说一旦吸毒无法戒断，于是产生了想要证明自己可以戒断的念头。可是，当他真的产生毒瘾之后，就再也无法自拔。赵某也是当着朋友的面吹嘘自己可以戒毒，他是甘肃的一个青年店员，自吸上毒以后，几次自行戒毒也没有做到。他进戒毒所后感慨地说："盲目地逆反真是害人。为逞能、耍英雄而吸毒真的没有必要。不然，我也不会到这地步！"

这种"你不让我干，我偏要试试"的逆反心理，不服气、不甘心、不认同的较劲儿心理，在许多青少年中普遍存在。你说毒品可怕，我就不怕；你说吸毒难戒，我就吸一个给你看。正是这种逆反心理，促使一些年轻人自己跳进了火炕。

（7）追求刺激

有些青少年是为了寻求迷幻感觉和感官刺激，在娱乐场所吸食摇头丸，或是吸食 K 粉兴奋剂。

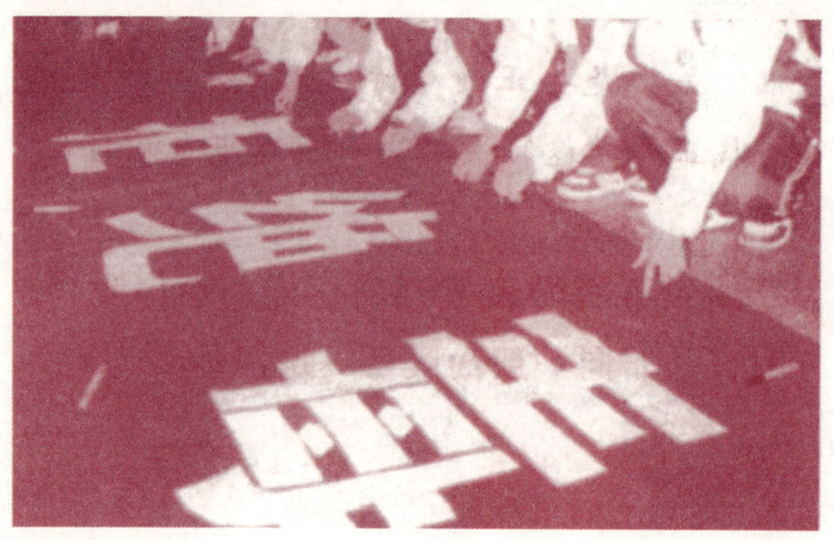

◆拒绝毒品

案例

4 年来，这一家人都被“白粉”所支配，各奔东西，连过年也难在一起吃顿团圆饭，而他们的最终团聚却是在劳教所里。这原本是一个富裕的三口之家，父母经营一家工厂，钱越挣越多，精神上却日渐空虚。5 年前，为了追求“刺激”，一家之主找到了通往“极乐世界”的途径——“白粉”，后来，妻子也初尝“白粉”的“乐趣”，于是他们在吸毒的泥潭中越陷越深。渐渐的，他们连钱都懒得去挣，所有的积蓄不到2年便挥霍一空，连女儿的学费都缴不出。16 岁的女儿被迫辍学，失意至极，女儿投奔了自己的男友，哪想到男友也是个“瘾君子”，善良无知的她也慢慢被“白粉”吞噬了。为了享受毒品带来的感官刺激，她不惜出卖肉体、灵魂……

最后就有了一家三口在劳教所“重逢”的一幕。

毒品有如此之多的危害，我们该如何远离它呢？

（1）接受禁毒法律法规教育，了解毒品的危害。

（2）树立正确的人生观，不盲目追求享受、寻求刺激、赶时髦。

（3）不听信毒品能治病、毒品能解脱烦恼和痛苦、毒品能给人带来快乐等各种花言巧语。

（4）不结交有吸毒、贩毒行为的人。如发现亲朋好友中有吸毒、贩毒行为的人，要及时进行劝阻或报告公安部门。

（5）青少年学生最好不要进娱乐场所，最好是不跟陌生人去那些地方，去的时候，不能随便喝别人给的东西。

久看电视不可取

看电视不仅可以使我们获得各种信息和知识，还可以丰富生活内容、增加生活情趣。但是长时间地坐在电视机前却影响身体健康，诱发多种疾病，如失眠、记忆力下降、头晕、眼花、注意力不集中等。所以，当同学们在看电视的时候一定要注意下面几个问题：

（1）看电视时间不要太长。长时间看电视会使青少年运动量相对减少，正处在长身体重要阶段的青少年会因为长骨得不到刺激而影响到身高。另外，长时间看电视还会影响到睡眠，睡眠不足必然会影响正常的生理功能，从而影响健康。况且，人的精力和时间都是有限的，看电视的时间长了，学习的时间必然会相对减少，且精神也会不好。

（2）慎重选择电视的内容，电视节目总有一些色情、暴力、欺诈、消极等内容掺杂其中，青少年又是模仿能力很强，但分辨能力较弱的群体，如果总是看这些不健康的节目，必然会影响身心健康。因此，青少年要有选择地看适合自己年龄段的节目，例如教育频道和少儿频道，或在家长或老师的指导下，看一些内容积极向上的节目。

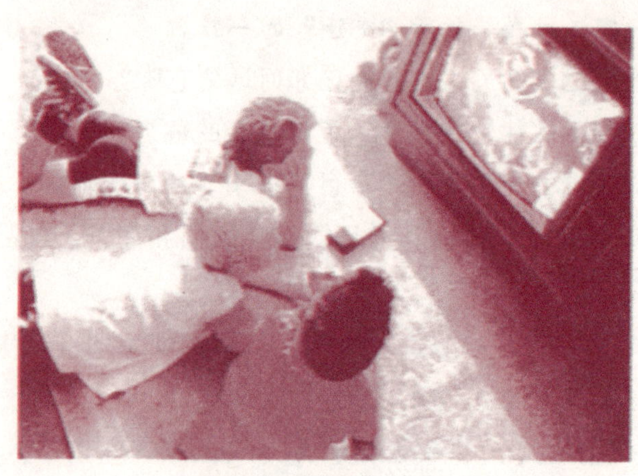

◆ 不该这样看电视

（3）养成良好的看电视习惯。看电视时要注意坐姿端正，而不要平躺、曲颈弯背或者趴在桌子上，因为不正确的姿势会引起颈部软组织损伤和颈椎综合征。此外，看电视时要选择一个适当的距离，以免对视力不利。最后，要提醒大家的是，不要边吃饭边看电视，这样会影响消化，并且还可能诱发肠胃疾病。

预防“电脑征候群”

随着电脑的普及，人们对于电脑带来的众多好处已经不陌生。与之相反的是，电脑给人们带来的危害却还不为众人所熟悉。比如“电脑征候群”，相信很多人一定还不熟悉这个名字，那么，接下来就让我们一起看看“电脑征候群”指的究竟是什么。

1998 年，香港物理治疗学会调查了 4 所中学共 290 名学生使用电脑的情况，结果发现有 41 名视觉疲劳和 112 名骨骼肌肉系统疼痛症，包括腰背痛、颈肌疲劳或劳损、肩痛、腱鞘炎或下肢疼痛等。另有调查表明，电脑操作者易出现疲劳、口干唇裂、脸部皮肤生疙瘩。另外，使用电脑时间较长会出现头痛、头晕、鼻塞、眼肿、视力降低、记忆力减退等症状，

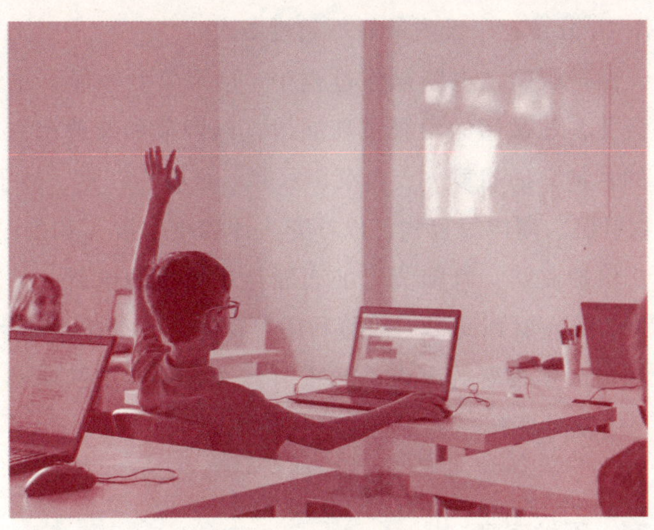

◆预防电脑视力症

而这一系列与电脑有关的症状，就叫做“电脑征候群”。

对孩子来说，设备不配套、设置不合理、操作不规范、姿势不正确是诱发此症状的主要原因。调查发现，学校装置的电脑桌椅及摆放电脑的角度不当，导致65%被访中学生出现肌肉酸痛及眼睛疲劳；30%受访学生认为学校的电脑桌太窄，桌子的高度也不合适，以致使他们腰背痛或下肢疼痛；没有预先调好电脑屏幕的角度及桌椅位置、光线不适宜、操作时间过长等，是造成眼症状的主因。

面对电脑带来的种种不利，我们应如何预防呢？

第一，同学们应该使用适合自己身高与四肢比例的电脑桌椅，以便操作电脑时可维持最舒服的姿势。

第二，坐姿应舒适、正确。通常应将电脑显示屏中心位置安置在与操作者胸部同一水平线上，眼睛与屏幕的距离应为40~50厘米，最好使用可以调整高低的椅子，以便坐姿舒服。双手应能自然地放在键盘上，鼠标垫不宜过近或过远，以右肘弯曲100°~120°为宜。

第三，注意休息。每次连续操作超过半小时，就应休息10~15分钟，然后再操作 20 分钟，一天内最好不超过 2 次。

第四，保护眼睛。电脑操作过程中，应经常眨眼睛，也可以闭上眼睛休息一会儿，使敏感的角膜重新润滑，以调节和改善视力；多吃含有维生素 A 的食物，如胡萝卜、白菜、豆芽、豆腐、红枣、橘子以及牛奶、鸡蛋、动物肝脏、瘦肉等食物，以补充人体内维生素 A 和蛋白质。

第五，保护皮肤。电脑荧光屏表面存在大量静电荷，其集聚的灰尘可借助光束的传递射到同学们的脸和手等裸露处，如果平时不注意清洗，时间较长就会产生难看的斑点，严重时甚至会引起皮肤病变。因此，在操作完毕，应及时洗脸洗手，使皮肤保持清洁。

走出居室，不做宅童

阳光是人们一切活动的伴侣，是健康防病、延年益寿的一个保证。在一切光线中，对人体的发育生长极为密切与重要的首推阳光。阳光除了可见光之外，还有红外线和紫外线。红外线有着很强的穿透力，它对人体的作用主要是热刺激。当人们皮肤接受红外线照射时，一部分透入肌肉为组织所吸收，并放出热量使组织均匀加温；局部血管因受热刺激，引起反射性扩张，使血流加快，皮肤温度升高，从而促进机体的新陈代谢。

紫外线在阳光中含量虽不多，但对人体作用不可低估，它能使皮肤内的固醇类物质转变成维生素 D。维生素 D 进入血液后，可促进食物中钙和磷的吸收，而钙、磷是形成骨骼的重要成分。儿童多晒太阳可防治佝偻病，老年人多晒太阳

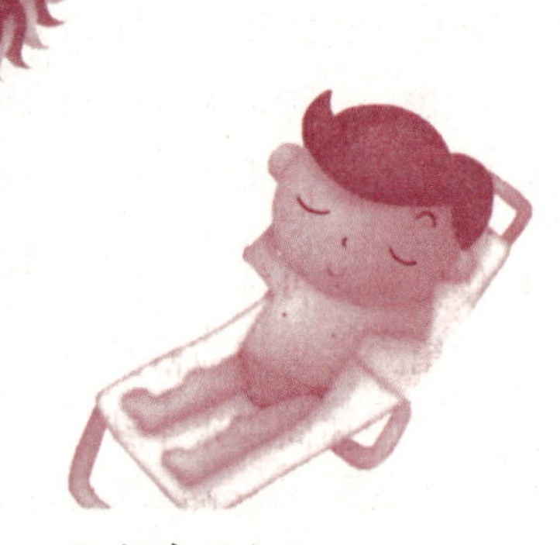

◆室外晒太阳

可减轻骨质疏松。紫外线有杀菌、消毒作用，勤晒被褥、室内常透阳光都是减少疾病传播的好方法。另外，紫外线还可刺激造血器官更好地工作，使体内红细胞、白细胞、血红蛋白增加，抗病能力增强。

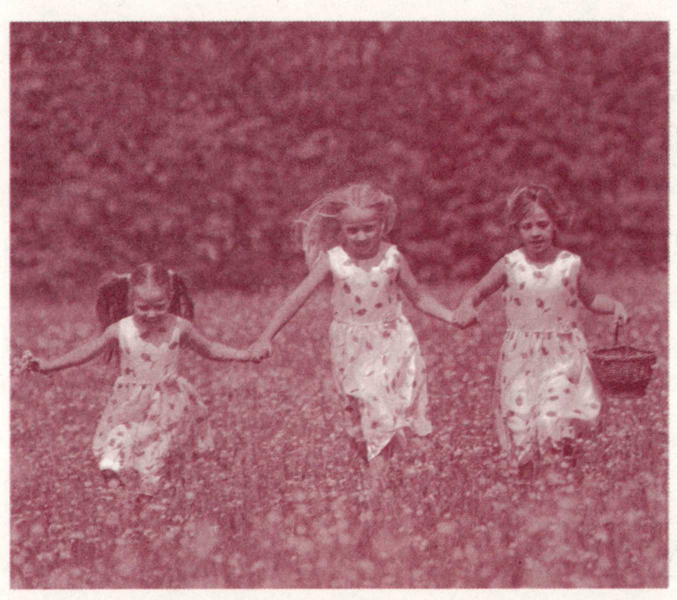

◆春天里的孩子们

健康安全贴士

15 岁以下的青少年不宜多晒太阳，夏天上午 10 时到下午 2 时，尤应注意勿多晒太阳。

炎夏光线炽热，青少年外出时，暴露的皮肤最好涂些防晒霜，选用质量好的太阳镜或戴用有前沿的凉帽。

对青少年来说，不要长时间的处于荧光灯下，这对身体是很不利的。因为它会使人体细胞、组织代谢受到影响。

情绪的不良习惯

嫉妒有损健康

嫉妒是一种精神上的病态，凡有嫉妒心的人自己也是很矛盾、很痛苦的。巴尔扎克曾经说过：“嫉妒者遭受的痛苦比任何人所受的痛苦更大，因为他自己的不幸和别人的幸福都能使他痛苦万分。”因此对青少年来说，要想身体健康，就应大度处事、大度待人，正确地对待别人和自己，“心底无私天地宽”。要知道，只有情绪乐观、开朗，心情舒畅的人，才能使内脏功能健康地运转。

生闷气是自我折磨

从心理上讲，生闷气是一种不愉快的情感，是一种消极的，甚至是有破坏性的心境。我国古代医书上就写着“百病之生于气也”，“怒伤肝，忧伤肺”。不愉快的情绪可以使内脏活动和内分泌系统失常，胃口不佳，消化不良，长期烦闷、苦恼，情绪不好，记忆力要减弱，思维能力也要受束缚。因此，青少年千万不要生闷气。

多疑有害

多疑是一种不健康的心理状态。现代医学告诉我们，长期不良的心理刺激，会引起特殊的神经内分泌紊乱，从而导致人体一系列的生理变化，当这些反应的强度和持续的时间使人体达到不能适应的程度时，就会引起人体组织结构的改变或者严重地扰乱机体的防卫系统，产生种种疾病。多疑的人多有固执、谨慎的性格特点，往往对于某些刺激异常敏感，陷入下去，难于自拔，这种性格实际上就是某些疾病的“敲门砖”。

敌视情绪有损健康

美国心血管病专家威廉斯博士对225名医科大学学生进行了长达30年的追踪观察，发现其中“敌视情绪”强或较强的人，死亡比例高达14%；而性情随和的人，死亡比例仅为2.5%。另一个有趣的数字是，在这批人中，“恶人”患心脏病的人数是“善人”的5倍。与“敌视情绪”相反，现代身心学研究证明，帮助别人或被别人帮助会产生情感上的良性感染与反馈，使人获得精神上的舒畅和快慰，而这种良好的心境，则能促使体内的免疫球蛋白A、血清素和多种酶的生物活性水平增高，改善机体的生化代谢的神经调节功能，有益于身心健康。

发脾气会伤害身体

临床生理学家曾做了一项实验，以观察小鼠在注射了生气的人的血液时的反应，岂知活生生的小鼠竟死去了。由此可知，一个人大发脾气或生气会伤害身体。

试验证明，人脑会产生化学物质，被证实的有37种。在发脾气时产生的是一种对人体不利的化学物质。不良性格者大多性情急躁、缺乏耐心、怨叹忧郁、妒贤嫉能、易激动爱发怒等，这些都是有害于身体健康的性格特征，它们对大脑、内脏及其他部位产主危害。忧郁时大脑过度抑制，造成免疫失调；发怒时胃肠道功能会紊乱；愤怒和痛苦会导致高血压和心脏病。

因此，对那些爱发脾气的青少年来说，要想改变这种性格，在思考问题时就要宽以待人，大度处事，不钻牛角尖，培养乐观情绪和豁达性格。

健康安全贴士

在情绪不好时，要运用如下息怒方法：

◎当要发脾气对，请提醒自己控制情绪。这是息怒的第一步；

◎当自己内心深处有不满、不快、不平、愤恨的想法时，不要闷在心里，要坦率地找人交换意见，实事求是地去解决。说出来了气就消了一半；

◎要对生气的缘由认真地反省，从中得到教训；

◎随时提醒自己，对具体的事，别人就像你一样有权坚持自己的选择；

◎找一个信得过的人，请他在你失去控制时提醒你；

◎不必骗自己去喜欢那些你实在不以为然的事，你可以不喜欢，而且不必非生气不可；

◎凡遇到看不惯的容易恼怒的事，尽量避开，不去看它，想它；

◎当不顺心的事情无法避开或躲避不及时，就要设法转移自己的情绪，减轻精神负担；如果情绪转移与运动都无效时，可在安静的房间里休息，做一些文字游戏或阅读一些引人入胜的小说或书报，以便使令人恼怒的事在心目中不占重要地位；

◎不愉快时，不是发一通脾气就完事，而是激励自己积极进取奋发；

◎保持冷静，避免冲动行事。有时，一发怒酿成千古恨。所以，应该及时息怒；

◎学会在要发怒之前做一些稍费力气的体力劳动或体育活动，适当的身体疲劳会平息怒火；

◎不要老往坏处想，这样会加大愤怒感的。老想着“这个人太可气了”或“我非得给他点颜色看看不可！”只能使你气上加气；

◎怒气会使人的颈部和肩部的肌肉紧张或引起头痛，自我按摩头部或太阳穴10秒左右，有助于减少怒气，减少肌肉紧张；

◎感觉自己要发怒时，转变一下思想，想象轻松的情景。例如想象一下自己在风和日丽的天气里泛舟湖上；

◎盛怒之时，不妨跟自己说：“我说不相信我没办法处理此事。”这样，就可以化愤怒为力量，找出解决问题的办法；

◎坐下来，身子往后靠，让手静止不动；

◎冷水可以使人冷静下来，冷水会降低皮肤的温度，降低怒气；

◎争吵的时候，会越来越气，呼吸也会越来越急促，说话也越来越快。如果能把话讲得慢一点，呼吸就能变得缓和，自己也变得轻松，气也会随之消了好多。

第三章　青少年的饮食安全

食物中毒危害大

食物中毒有细菌性、植物性和动物性之分。人吃了含有大量细菌或细菌毒素的食物发生的食物中毒，叫细菌性食物中毒，其主要表现是急性胃肠炎，大多发生在夏天。该病起病急，常在吃了腐烂变质食物后1~24小时内发病。多数患者发病后出现恶心、呕吐（呕吐物为食物残渣）、腹痛、腹泻，排水样便或最后排出脓血、黏液便等；严重时，可因剧烈腹泻、腹痛、脱水、休克、呼吸衰竭等而危及生命。

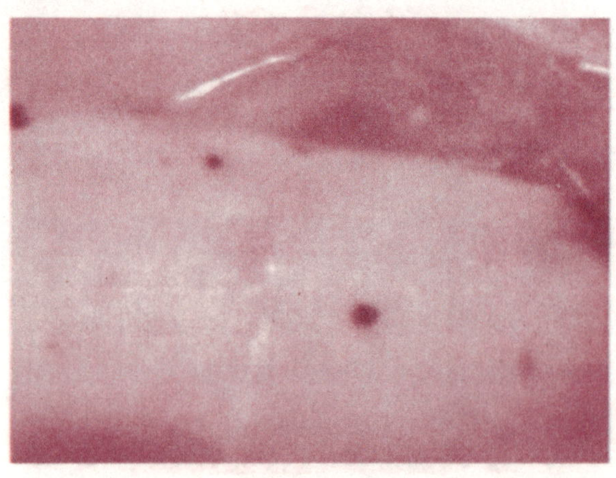

◆发霉食品

案例

某实验小学45名学生在课间餐期间，学校给他们吃了豆浆、红豆糕，当时就有学生发现豆浆有异味。

中午，一些学生开始感觉不舒服，到了下午四五时左右，出现不适的学生越来越多，并且情况越来越严重。有的学生身体不适后去医院就诊，第二天上午医院又紧急收治数名学生。这些学生出现不同程度的不适。

经到校医院检查发现学生有头痛、发热、腹泻、腹痛和呕吐等症状，诊断为细菌性食物中毒，怀疑与学生课间餐食用的豆浆和红豆糕有关。

平时，青少年应注意自己的饮食卫生，并养成良好的习惯，可以从以下几方面进行：

◎白开水是最好的饮料。某些饮料含有防腐剂、色素等，经常饮用不利于青少年的健康。

◎养成良好的卫生习惯，预防肠道寄生虫病的传播。

◎生吃的蔬菜和水果要洗干净后再吃，以免造成农药中毒。

◎选择食品时，要注意食品的生产日期、保质期。

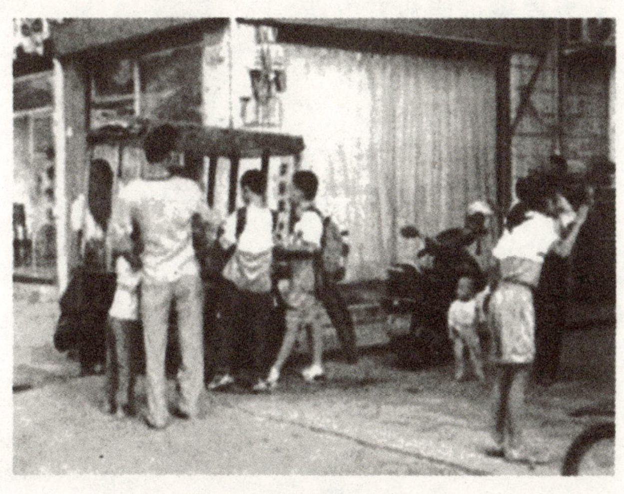

◆校园附近的流动食品摊

◎尽量少吃或不吃剩饭菜，如果吃剩饭菜，一定要彻底加热，防止细菌性食物中毒。

◎不吃无卫生保障的生食食品，如生鱼片、生荸荠。

◎不吃无卫生保障的街头食品。

◎少吃油炸、烟熏、烧烤的食品，这类食品如制作不当会产生有毒物质。

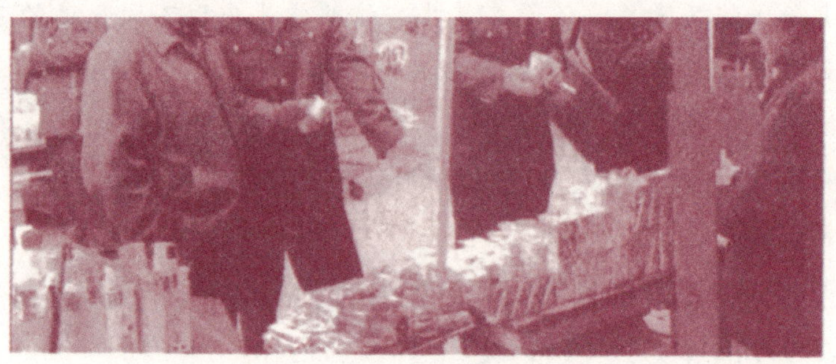

◆街边零食卫生无保证

◎不要光顾街边的小吃，不吃色素超标的食品，以防病从口入。

◎瓜果表皮有很多细菌和寄生虫卵，有的瓜果表皮还可能沾有农药。因此，生吃各种瓜果时一定要彻底洗干净再吃，不要吃不洁净的食物。

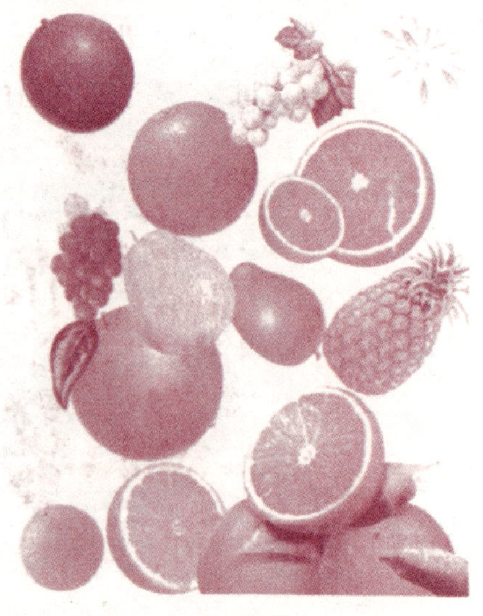

◆水果

◎不吃被苍蝇、老鼠、蟑螂叮爬过的食物。

◎养成饭前、便后或吃东西前洗手的卫生习惯。

◎江、河、湖、塘里的生水不能直接引用。

◎不吃变质的食物。

◎食具要经常消毒，保证洁净

卫生。

食物中毒的救治与预防措施如下：

◎如果是进食后不久中毒，如未呕吐，可用筷子等刺激患者舌根部催吐；如原有呕吐，不必马上止吐，如胃内食物已吐空，仍恶心、呕吐不止，可用生姜汁 1 匙加糖冲服，以止吐。

◎如果患者能饮水，应鼓励他多饮茶水、淡盐水和含盐汽水，以补充其丢失的水分和盐分。

◎中毒早期，如吐、泻严重，应禁食 8~12 小时，待病情好转后可吃易消化的半流质食品，如面条、稀粥、米汤等。病情好转后 3~5 天内，不要吃油腻食物。

◎生吃大蒜 4~5 瓣，每日 2~3 次；胡萝卜和白萝卜洗净、去皮、切碎、绞汁，每次服 100 毫升，每日服 2~3 次。

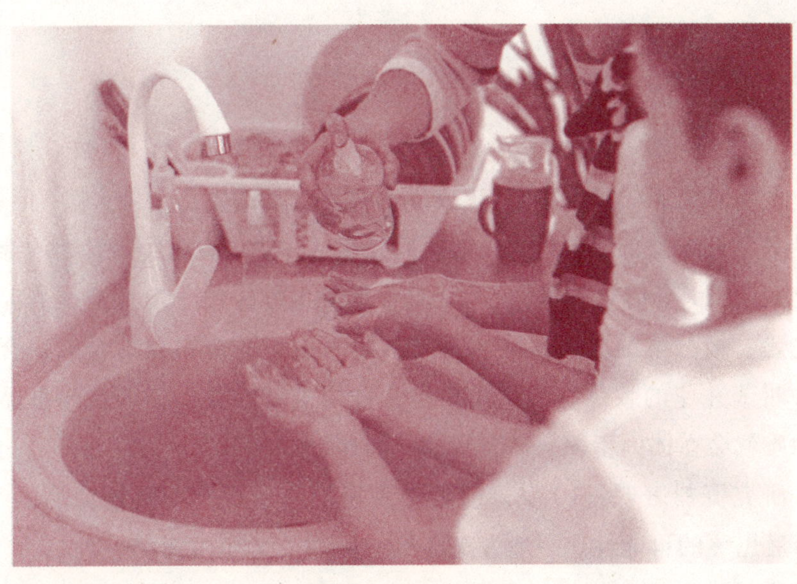

◆防止病从口入

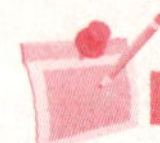

健康安全贴士

处于发育阶段的青少年，如果想拥有一个健壮的身体，那就应自觉养成良好的饮食卫生习惯，提高自我保护的意识，拒绝不卫生的食品。

◎到正规商店里购买食品，不买校园周边、街头巷尾的“三无”食品。

◎购买正规厂家生产的食品，尽量选择信誉度较好的品牌。

◎仔细查看产品标签。食品标签中必须标注：产品名称、配料表、净含量、厂名、厂址、生产日期、保质期、产品标准号等。不买标签不规范的产品。

◎检查食品是否适合自己食用。

勿过多食用烧烤

冬季是烧烤的黄金季节，羊肉串等烧烤食品的生意十分火爆。但近日，世界卫生组织公布了历时3年的研究结果，称“吃烧烤等同吸烟的毒性”。研究表明，1个烤鸡腿等同于60支香烟的毒性。由于肉直接在高温下进行烧烤，被分解的脂肪滴在炭火上，再与肉里的蛋白质结合后，会产生一种叫苯并芘的致癌物质。如果经常食用被苯并芘污染的烧烤食品，致癌物质就会在体内蓄积，诱发胃癌、肠癌。

研究资料表明：10岁以前经常食用烧烤、烟熏、腌制食品的儿童，成年后患癌的可能性比一般人高3倍。

另外，烧烤食物中还存在另一种致癌物质——亚硝胺。亚硝胺的产生源于肉串烤制前的腌制环节，如果腌制时间过长，就容易产生亚硝胺。

据近年美国一项权威研究结果显示，食用过多的烧烤肉食将受到寄生虫等疾病的威胁。同时，经过烧烤，食物的性质偏向燥热，加之孜然、胡椒、辣椒等调味品都属于热性食材，很是辛辣刺激，有可能损伤消化道黏膜，还会影响体质的平衡。

因此，对于青少年而言，要懂得一些吃烧烤食物的健康原则：

◎选择低脂食物进行烧烤。不过，很多青少年在烧烤时最爱烧鸡翅，一只鸡翅，含 627 焦耳（150 卡）热量。因此，若要品尝烧鸡香味，不妨选择鸡柳。至于要将瘦身进行到底的女孩，最好要些蔬菜串。

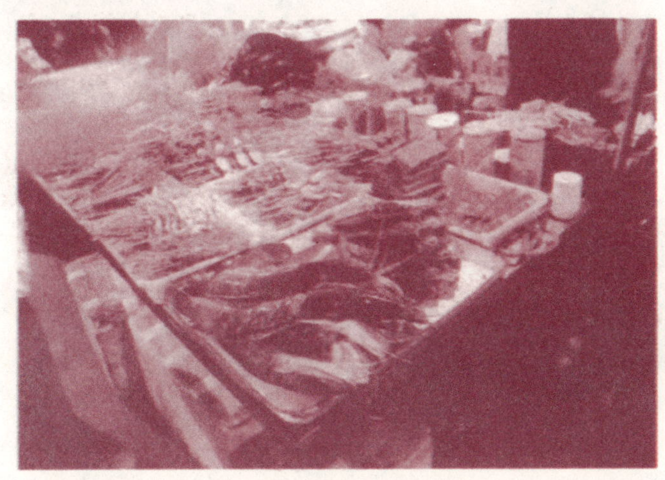

◆烧烤食品

◎小心“甜蜜陷阱”。在烧烤时，为加添美味，有很多青少年都爱在烧烤食物上涂蜜糖，却未想到一汤匙蜜糖含 271.7 焦耳（65 卡）热量，大大增加了热量的摄取！其实想增添食物鲜味，不妨选用黑椒粉、芥末等天然调味品。

◎善用“保护罩”。若将食物直接烧烤则会产生一种叫苯并芘的致癌物，黏附在食物上，故建议只将部分食物作烧烤，而另外的可尝试“反传统”方法，将食物用锡纸包裹后再加热，便能将致癌机会大大减低。

◎食物多元化烧烤。在烧烤时，不一定以肉类挂帅，而五谷、蔬菜烧烤后同样有滋味。五谷类的健康烧烤首选当然是烤玉米了，此外，红薯、洋葱和香菇，一经烧烤，也让人产生与平日完全不同的感觉，甜蜜蜜、香喷喷，都是让人闻香止步的美味。

◎要注意视食品的卫生情况。

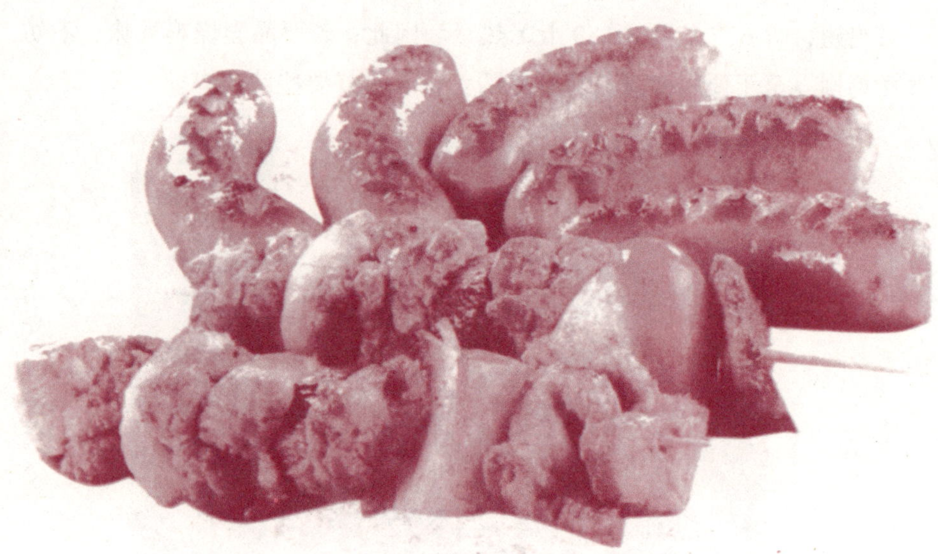

◆烧烤的食物

健康安全贴士

爱吃烤羊肉串的青少年，应适当控制食量，不宜多吃。若真耐不住馋，可用家用电烤箱、微波炉间接制作。另外，在吃这些烧烤食品时，应特别搭配一些绿色蔬菜和水果，以降低有害物质对健康的损害。

服用维生素有讲究

维生素 C 简称 VC，又叫抗坏血酸，具有增强机体抵抗力、增加血管弹性、防治牙龈出血、防癌抗癌、抗过敏以及预防高血压、高血脂等作用。在日常生活中，VC 作为一种辅助治疗药物，其应用十分广泛，但在服用 VC 时如方法不当，也可危害健康。因此，在服用 VC 的同时，日常饮食中应该注意下列事项：

1. 生吃黄瓜宜放醋

因黄瓜中含有“维生素 C 分解酶”，可使维生素 C 遇到破坏，除黄瓜外，含维生素 C 分解酶的蔬菜还有胡萝卜、南瓜等。如果要生吃含维生素 C 分解酶的蔬菜，放些食醋在里面，就可使维生素 C 免遭破坏。

2. 不宜吃猪肝

猪肝是含铜量最丰富的食物，每百克猪肝含铜约 2.5 毫克。而 VC 是一种烯醇结构物质，还原性极强。当遇到微量金属铜、铁等离子时可迅速氧化，尤其对铜离子，数量即使甚微也足以使维生素 C 氧化力快 1000 倍。两者同时食用后，猪肝中的铜离子可使维生素 C 氧化成去氢抗坏血酸，从而使其失去原有的功能。

3. 不宜吃甲壳类食物

在甲壳类食物特别是小虾或对虾中，含有高浓度无毒的五价砷化

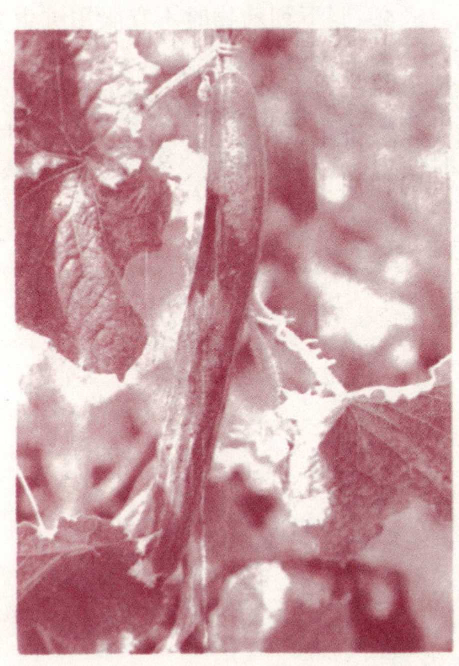
◆黄瓜

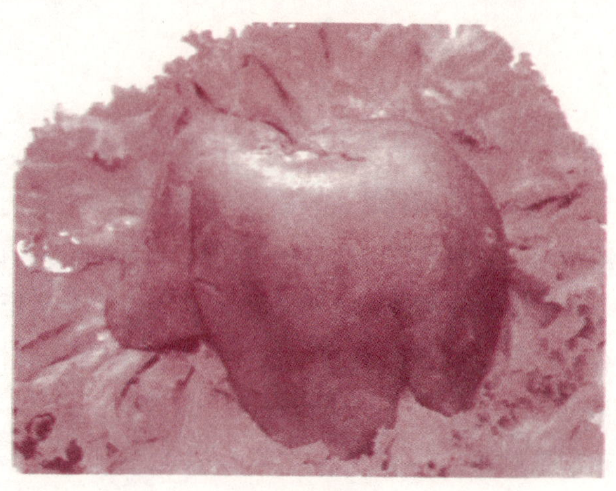

◆猪肝

合物。而大量的维生素 C，可使五价砷转化成有剧毒的三价砷——三氧化二砷（俗称砒霜）。因此，两者同时食用可使人致死。

4. 服下列药物时不宜服用维生素 C

维生素 C 不宜与碱性药物（如氨茶碱、碳酸氢钠、谷氨酸钠等）、核黄素、维生素 K、固醇类避孕药、抗惊厥剂、四环素、阿司匹林等药物同时使用，否则会使这些药物的疗效减弱或消失。

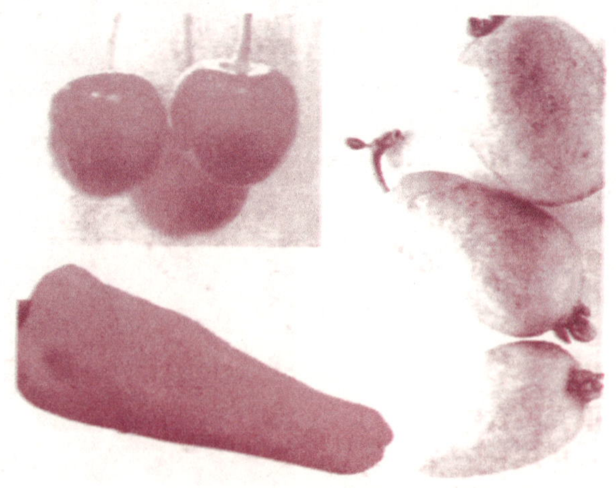

◆含维生素 C 丰富的水果

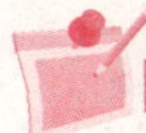

健康安全贴士

维生素C属于辅助药物，宜微量服用，不可过量乱用，更应注意上述的忌用。一般情况下需补充维生素C，最好通过食物来补。

1. 食品添加剂难以避免，有时也是必需的，如β一胡萝卜素等具有功能性、营养性的成分，都是可补充身体所需成分的，有利于健康。前提是该食品添加剂使用量范围必须符合国家标准，并符合《食品添加剂使用卫生标准》、《食品营养强化剂使用卫生标准》以及卫生部的公告要求。

2. 清洁剂使用不合理，主要是指使用的量不合理，清洗的方法不正确。一般清洁剂的使用主要按照产品说明，依据餐具的量按比例使用，尽量少。餐具洗完后用清水清洗几遍。

饮食方法不正确

常见的饮食卫生误区

（1）用白纸或报纸包食物

有些家长喜欢用白纸包食物，因为白纸看上去似乎干干净净的。事实上，白纸在制造过程中，会加用许多漂白剂及带有侵蚀作用的化工原料。纸浆通过冲洗过滤，仍含有不少化学成分，会污染食物。至于用报纸来包食物，则更不可取，因为印刷报纸时，会用许多油墨，其有毒物质对人体损害极大。

（2）用酒精消毒碗筷

在家中，相信同学们应该看见过父母用白酒来擦拭碗筷，他们认为这样可以到达消毒的目的。殊不知，医用酒精的浓度为75%，而白酒仅而5%~52%，用白酒根本达不到消毒的效果。

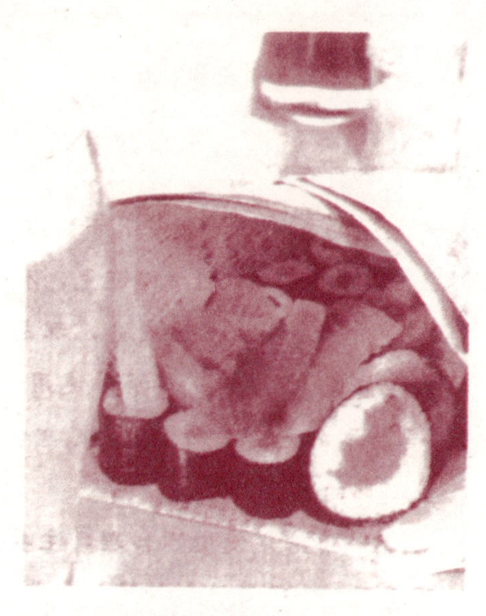

◆用报纸包食物是不可取的

（3）抹布洗涤不及时

试验显示，在家里用1周后的全新抹布，繁殖的细菌数会让人大吃一惊。因此，当青少年在家中帮父母用抹布擦饭桌时，一定要先将抹布充分洗干净后再来擦拭桌子。一般来说，抹布每隔三四天应当用开水煮沸消毒一下，以防止因抹布使用不当而给健康带来损害。把湿抹布放入微波炉转2~3分钟，消毒效果也很好。

（4）把水果烂掉的局部剜掉再吃

有些学生吃水果时，习惯把水果烂掉的局部削掉了再吃，认为这样就比较卫生了。而微生物学专家认为：即使把水果表面已烂掉的部分削去，腐烂细菌的代谢物已通过果汁传入未烂的部分。因此，水果一旦烂了某一局部，就不宜吃了，还是扔掉为好。

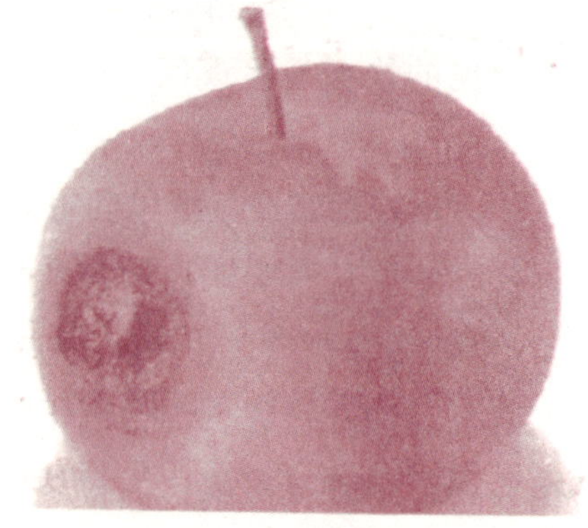

◆烂掉的苹果

（5）将变质食物煮沸后再吃

有些女性比较节省，有时将稍微变质的食物经高温煮过后再吃，认为这样就可以完整消灭细菌。事实上，细菌在进入人体之前分泌的毒素，是十分耐高温的，不易被消除。因此，当食物变质后最好不要再食用。

吃火锅应注意的卫生常识

天气寒冷时，无论是青少年，还是成年人，抑或是老年人，都喜欢吃火锅。火锅固然美味，但也有以下注意事项：

（1）食物不宜过热吃，过热的食物容易烫伤口腔黏膜和食管、胃黏膜、诱发食道或胃的疾病。

（2）火锅内不宜放过多的食物，以免食物煮得过久，失去菜肴风味和营养。

（3）食物一定要煮熟后吃，以免感染上寄生虫卵或细菌。

（4）暴饮暴食伤身体。

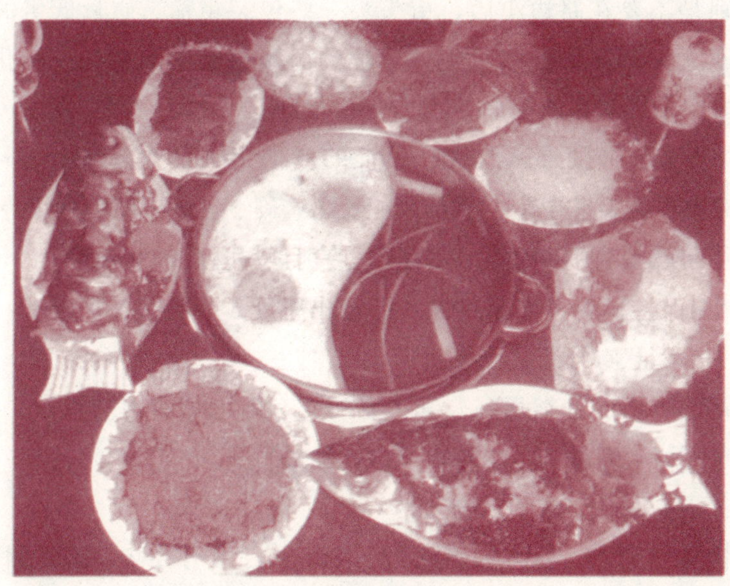

◆火锅

安全饮食“三要”、“六不要”

“三要”是：

（1）吃饭前要养成洗手的习惯

人的双手天天接触各种各样的物品，会沾染病菌、病毒和寄生虫卵。吃东西以前仔细用肥皂洗净双手，才能减少病从口入的风险。

（2）生吃瓜果要洗净

瓜果蔬菜在生长过程中不仅会沾染病菌、病毒、寄生虫卵，还有残留的农药、杀虫剂等，假如不洗干净，不仅会染上疾病，还可能农药中毒。

（3）隔夜食物要加热煮透

不吃腐烂变质的食物。不要喝自来水。

“六不要”是：

（1）不要随便乱买零食

特别是不要在路边小店、街头买一些包装粗糙、质量低劣的冷饮、冰棍，不吃无营业执照和卫生许可证的商贩出售的爆米花、膨化食品、熟肉、羊肉串、麻辣烫等食品。

（2）正换牙齿的孩子，不要乱吃零食且嘴里不要含东西

要时刻保持口腔卫生，这样才能长出坚硬、整齐、洁白的牙齿。

少年儿童最喜欢嘴里含些东西，特别是一些比较硬的东西，这样很容易滑入腹中，而且有很多细菌，会造成痛苦甚至发生危险。

（3）不随意吃野菜、野果

野菜、野果的种类很多，其中有的含有对人体有害的毒素，因此不要随意吃野菜、野果，才能防止中毒，确保平安。

（4）不吃腐烂变质的食物

食物腐烂变质，就会滋味变酸、变苦；还会有异味，这是因为细菌繁殖引起的，吃了这些食物会造成食物中毒。

（5）不随意购置、食用街头小摊贩出售的劣质食品、饮料

这些劣质食品、饮料通常卫生品质不合格，食用、饮用会损害健康。

（6）不喝生水

水是否洁净，仅凭肉眼很难分清，清亮透明的水也可能含有病菌、病毒，喝开水最安全。

健康安全贴士

预防食物中毒，不妨从以下几点做起：

首先，要讲究个人卫生，做到勤洗澡、勤洗衣服、勤剪指甲、勤理发，勤换床单和被盖（一个月一次）。保持环境的清洁卫生，养成饭前便后洗手、不暴饮暴食的良好习惯。

其次，做到“六不吃”。不吃生冷食物、不吃不洁瓜果、不吃腐烂变质食物、不吃未经高温处理的饭菜、不喝生水、不吃零食。

再次，要从食品标签上注意识别食品质量，选择安全的食品是把住“病从口入”的第一关。

最后，认识食物中毒特征：①潜伏期短。一般食后几分钟到几个小时发病。②胃肠道症状。腹泻、腹痛，有的伴随呕吐、发热。

饭前喝汤有好处

不少青少年都有饭后喝汤的习惯。事实上，饭后喝汤是一种有损健康的吃法。因为饭后喝汤会冲淡食物消化所需要的胃酸，妨碍了正常的消化，而饭前喝汤则很合乎养生原则。因为饭前喝汤可以先将口腔、食管润滑一下，可以防止干硬食品刺激消化道黏膜，有利于食物稀释和搅拌，促进消化、吸收。

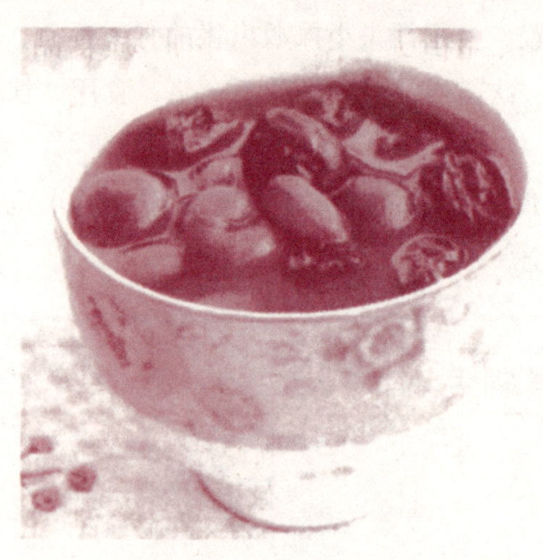

◆花生桂圆红枣汤

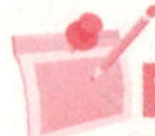

健康安全贴士

有研究表明：在餐前喝一碗汤，可以让人少吸收418~794.2千焦（100~190千卡）的热量。最重要的是，饭前喝汤既可在餐前用来暖胃，又可让饿坏了的肚子不致因狼吞虎咽而一下子吃得太多、太急。同时，美国专家还指出，慢速喝汤会给食物的消化吸收留出充足的时间，感觉到饱了时，就是吃得恰到好处时；而快速喝汤，等你意识到饱了的时候，可能摄入的食物已经超过了所需要的量。

一味偏爱洋快餐

洋快餐食物中蔬菜含量过少，一块汉堡包中顶多夹一点少得可怜的生菜和酸黄瓜，纤维素含量很低，非常不利于消化吸收。冰激淋和碳酸软饮料的含糖量很大，面粉经过精加工营养成分也损失了很多。洋快餐高热量、高糖分、高胆固醇、低营养，青少年长期吃洋快餐会形成七大危害。

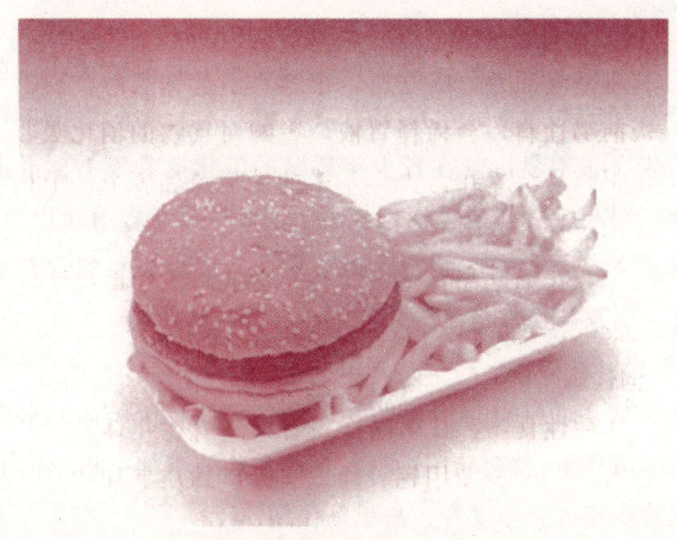

◆快餐食品

1．引起肥胖

现在的青少年普遍缺乏运动，加上经常吃洋快餐食品，进入体内的高蛋白质、高热量、高脂肪物质无法代谢，就会在体内形成堆积，促使青少年的身体发胖。在学校，有许多因摄入脂肪和糖分过多，造成热量过剩而变成小胖墩的学生。

2．患上成年病

身体肥胖导致体内血脂和血糖代谢异常，使血脂、血糖及血压升高，使青少年易得高血压、糖尿病等成年人才患有的代谢综合征。有的虽然在青少年时期未发病，却埋下了成年后患高血压、动脉粥样硬化、心脑血管病、糖尿病等病的隐患。

3．诱发癌症

世界卫生组织和联合国粮农组织近日联合发出警告，称含有致癌毒素——丙烯酰胺化合物的食品会严重危害人体健康，特别是“洋快餐”的油炸薯条、薄脆饼、烤猪肉与水果甜点上的棕色脆皮以及大量油煎油炸快餐等多种食物中均含有大量丙烯酰胺化合物。

4. 造成营养不良

青少年特别爱吃甜食，喝饮料，很容易引起饱腹感，到吃饭时就没有食欲了。饭前喝饮料，会稀释胃液，影响对食物的消化吸收。果汁饮料中的色素，很容易沉着在青少年娇嫩的消化道黏膜上，干扰体内多种酶的功能，引起厌食、消化不良。由于甜食中几乎没有蛋白质、维生素、矿物质等营养素，长期吃甜食、喝饮料会造成青少年的营养不良，影响生长发育，引发缺铁性贫血等疾病。

5. 易患佝偻病

洋快餐属于酸性食物，长期吃洋快餐可使青少年体液呈酸性。体内为了维持酸碱平衡，就会动用钙、磷、镁等矿物质参加中和。体内钙质减少，就会影响青少年的骨骼发育，易患佝偻病。

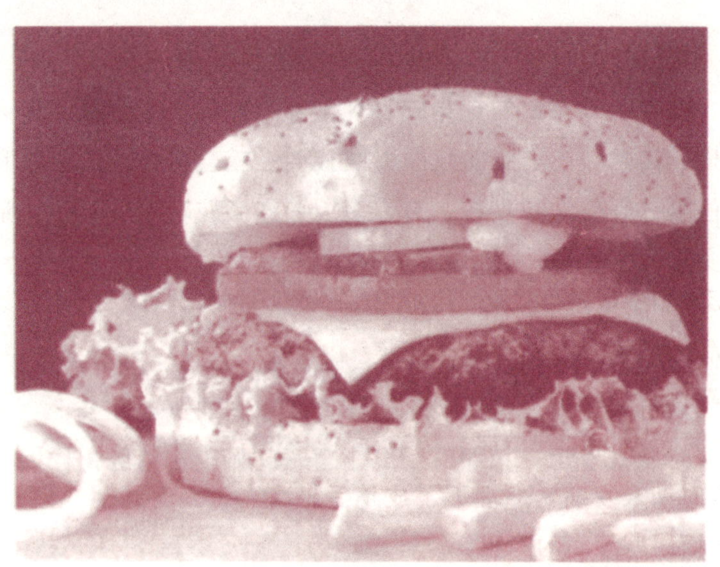

◆酸性食物

6. 降低免疫力

长期吃洋快餐可使体液变为酸性，体内酸碱失衡而危及免疫系统。许多青少年之所以反复患上呼吸道感染，与爱吃甜食和喝含糖饮料过多密切相关。

冰镇饮料对青少年更为不利，咽喉猛然受到过冷的刺激，局部血管收缩，抵抗力下降，极易患上呼吸道感染。许多洋快餐含盐量过高，由于盐的渗透作用，可杀死上呼吸道的正常菌群，造成菌群失调；高盐饮食还能抑制黏膜上皮细胞的繁殖，使其丧失抗病能力，导致感染性疾病的发生。

7. 影响智力

爆米花、罐装食品或饮料含铅量高，血铅浓度达到 5~15 微克 /100 毫升时，就会引起青少年发育迟缓和智力减退。因为铅会直接破坏神经细胞内遗传物质脱氧核糖核酸的功能，使脑内去甲肾上腺素、多巴胺和 5—羟色胺的含量明显降低，造成神经递质传导阻滞，引起记忆力减退、痴呆、智力发育障碍。

健康安全贴士

许多洋快餐含食盐、糖精、味精较多，不仅使人易患高血压、动脉硬化等病，还会影响对脑组织的血液供应。脑细胞长期处于缺氧缺血状态，导致反应迟钝、记忆力下降。

不吃早餐习以为常

常言道：早餐吃好，午餐吃饱，晚餐吃少。而事实上，有些青少年却常常不吃早餐，常见借口就是“没食欲”，声称早上不想吃东西。造成他们早餐“没食欲”的主要原因，是由不良的生活习惯引起的：许多青少年感觉晚间有时间吃饭，就尽兴地吃。但事实上，晚上吃得太多，胃肠不容易消化，体内垃圾也很难排泄，因而到了第二天早上，他们往往还有饱腹感。

一般来说，不吃早餐的危害有以下十个方面：

（1）不吃早餐影响大脑发育

大脑组织的重量占人体重量的 2%~3%，大脑的血流量每分钟约为 800 毫升，耗氧量每分钟约为 45 毫升，耗糖量每小时约为 5 克。青少年的脑组织正处于发育期，血、氧、葡萄糖的需求量比成人还高。据研究，大脑的能量来源于聚集在肝脏和肾脏中的低聚的葡萄糖，而且它只能贮存 8 小时。

（2）不吃早餐会造成低血糖

经过一夜的睡眠，此时人体内的营养早已消耗，血糖浓度处于偏低状态。如果不吃早餐或吃得很少，不能及时充分补充血糖浓度，就会使机体本身被迫动用肝脏中贮存的糖原来应急，从而出现头晕心慌、面色苍白、四肢无力、精神不振、出虚汗和饥饿感等低血糖征兆。有时甚至出现低血糖休克，影响正常的工作和学习。

如果同学们不按时进食早餐，就会使大脑出现能量不足，产生头晕、注意力不集中，引起记忆力衰退，感到倦怠、疲劳，甚至影响大脑功能，脑意识活动出现障碍，反应迟钝。

长期下去，势必影响大脑的重量和形态发育，最终导致智力下降，妨害记忆力和智能的发展。

（3）不吃早餐使体内胆固醇升高

不吃早餐的青少年比吃早餐者胆固醇高 33%，而所有胆固醇高的青少年，血管中都有脂肪纹，它是动脉粥样硬化的早期迹象。

（4）不吃早餐易患消化道疾病

正常情况下，头天晚上吃的食物经过 6 个小时左右就从胃里排空进入肠道。

如果不吃早餐，或吃得很少，胃长时间处于饥饿状态，就会造成胃酸分泌过多。胃酸对胃黏膜有刺激作用，胃酸及胃内的各种消化酶就会去“消化”胃黏膜层。

长此以往，细胞分泌黏液的正常功能就会遭到破坏，使人体消化系统的生物节律发生改变。另外，不吃早餐的青少年，午饭量大增，也会造成胃肠道负担过重，容易引发胃痛和其他疾病的产生。

（5）不吃早餐易导致肥胖

不少女同学怕长胖而不吃早餐。她们认为不吃早餐可减少热量的摄取，可减轻体重而减肥。其实，这种做法毫无科学道理。人体对热量的需求是有标准的，不吃早餐，就会增加中、晚餐的进食量，造成机体热量过剩，而晚餐后一般运动量较小，热量消耗不了，就会形成脂肪，更容易造成脂肪积累而导致肥胖。

然而，人体在营养匮乏时，首先消耗的是糖类（碳水化合物）和蛋白质，最后消耗的才是脂肪。所以，不要以为不吃早餐，就会有助于脂肪的消耗。

（6）不吃早餐易诱发冠心病、血管硬化

长期不吃早餐会增加血小板黏度，血小板本来就有凝聚成块的功能，黏度增加，一旦形成结块，就会阻塞心脏的冠状动脉，发生冠心病，还会使胆固醇、脂蛋白沉积于血管内壁，导致血管硬化。

（7）不吃早餐容易诱发胆结石

人体在早晨空腹时，体内胆汁中胆固醇的浓度特别高。在正常吃早餐的情况下，胆囊收缩，胆固醇随着胆汁被排出；反之，如果不吃早餐，空腹时间过长，胆汁分泌减少，胆囊不收缩，长期下去就容易使胆汁中的胆固醇析出而产生结石，胆固醇越积越多，胆结石也会越来越大。

（8）不吃早餐易患心脑血管病

人体在一夜的睡眠中，因呼吸、排尿及显性或非显性发汗，使水分大量流失，如果不吃早餐或不饮水，可导致血容量减少，血液黏稠，血小板集聚性增加，容易微小血栓形成，堵塞心脑血管而致病。

（9）不吃早餐会产生便秘

青少年在三餐定时进食的情况下，人体内会自然产生胃结肠反射现象，简单地说，就是促进排便；若不吃早餐已形成习惯，长期下去，可能造成胃结肠反射作用失调，从而产生便秘。

（10）不吃早餐影响寿命

人体的健康长寿靠人体生物钟的支配，不吃早餐打乱了生物钟的正常运转，机体所需的营养得不到及时的补充，生理功能就会减退。再加上不吃早餐带来的种种疾病对机体的影响，都在影响人的健康长寿。

健康安全贴士

早晨一定要吃饱而且要吃好，晚上却一定要吃少。晚餐要吃清淡的食物，以蔬菜、水果、谷物为主，这样有利于晚间体内胃肠道的消化吸收。这样，到第二天早晨起来，通过晚上摄取的蔬菜纤维，我们就开始早上正常的排泄。只有把体内的垃圾清扫了，早餐“没食欲”的习惯自然也就改变了。

晚上可以喝一点牛奶，不仅对补钙有好处，还可以减少晚餐的摄入量，帮助睡眠。

方便食物存隐患

当下，随着人们生活节奏的加快，方便面、面包、饼干等方便食品很受人们的青睐。以方便面代替主食，确实省时方便，味道也很鲜美。

加之经济条件的提高，人们都愿意花钱省时间吃上方便的美味食品。这也是现代人们生活的一个特点。方便面的确方便快捷，对于学习时间紧张的青少年来说，吃方便面是提高效率的好办法。但是，有些人只图方便，却忽略了营养全面供给这一关键问题。结果常吃方便食品却造成营养不良，罹患某些营养缺乏症。

青少年正处于生长发育阶段，每天摄入的食物，除了保证身体的基础代谢和各种活动所消耗的热量之外，还需要一部分热量用于生长发育，长高增重。如果营养摄入不足，容易造成身体疲劳、注意力涣散、学习效率低。常吃方便面容易引起营养缺乏、食欲减退、脾胃受损。

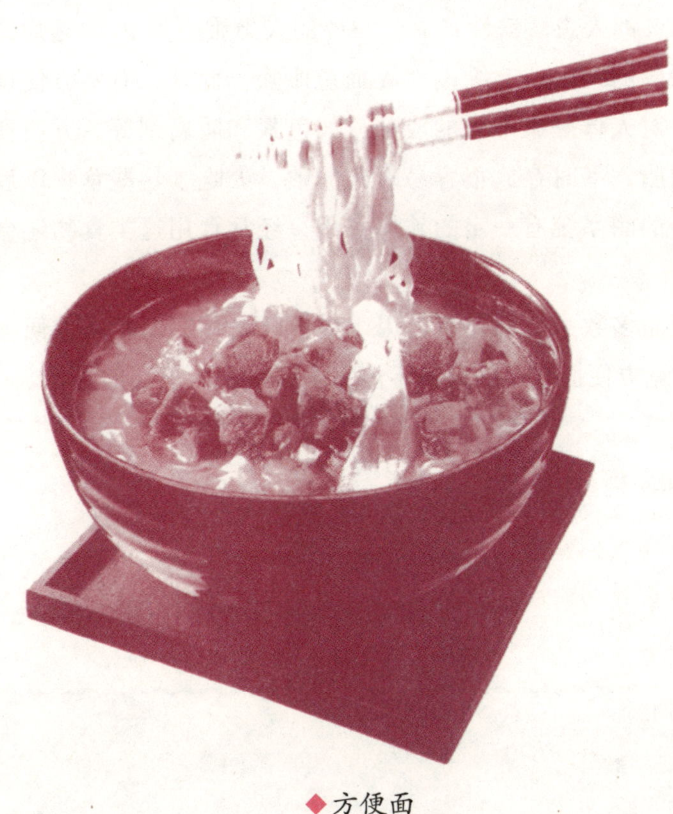

◆方便面

一般来说，方便食品营养单调不全，方便面中的油炸面块，在油炸过程中维生素几乎全部丧失，其营养远远不能满足人体的需要。它的配料中的脱水肉末、脱水菜末、食油、盐、味精等所含的营养也都没有达到人们所需的程度。还有就是料包中添加的牛肉汁、鸡肉汁、虾汁等，虽然味道鲜美，但用量很少，大多是调味品。而且方便面里缺乏蔬菜，即使有的有菜末或菜汁，用量也很少。

可见，方便食品中并不具备人体所需要的蛋白质、脂肪、矿物质、维生素和水等较全面的营养素，更缺乏能促进胃肠道蠕动的纤维素。

因此，人如果常吃方便食品，就会造成某些营养素的缺乏而罹患疾病。营养学家调查研究表明，在长期食用方便食品的人群中，有60%的人营养不良，54%的人患缺铁性贫血，23%的人患维生素 B_2 缺乏症，16%的人缺锌，20%的人因缺乏维生素A而患眼疾。此外，有些方便食品还或多或少含有对人体健康不利的成分，如色素和防腐剂等。方便食品还含有较多的油脂，平时存放很容易氧化酸败，人吃了这些食物以后，会对身体内重要的酶系统有一定的破坏作用，经常食用这类食物还会加速人体衰老。

方便食品多数家庭都备有，用于应急时食用，但常吃方便食品对健康不利，毕竟方便面食品的营养不能完全替代正餐里面的营养。

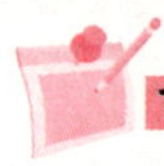

健康安全贴士

青少年既然知道了吃方便面对于自己身体健康的诸多不利，因此要尽量少吃。同时在吃方便面的时候，加些肉类、蛋、蔬菜同煮。并多吃些水果，也能弥补缺乏的维生素。

减肥成时尚

减肥的确能让自己达到身材苗条、楚楚动人的目的，但盲目而且无节制的减肥方法却不足取。

对青少年来说，最好不要盲目地进行减肥，要视自己的具体情况而定。如果由于肥胖而影响了正常的学习生活，不妨去看医生，找出适合自己的减肥方式，不可乱食减肥药。

常言道“是药三分毒”，减肥药品也是如此。长期食用减肥药品，会给健康带来很大程度上的损伤。据了解，减肥药品一般是通过抑制饮食中枢，减少进食量来达到减肥目的的。目前，减肥药品因很难通过药监局的正式批准，一般都是以保健品的名义上市。

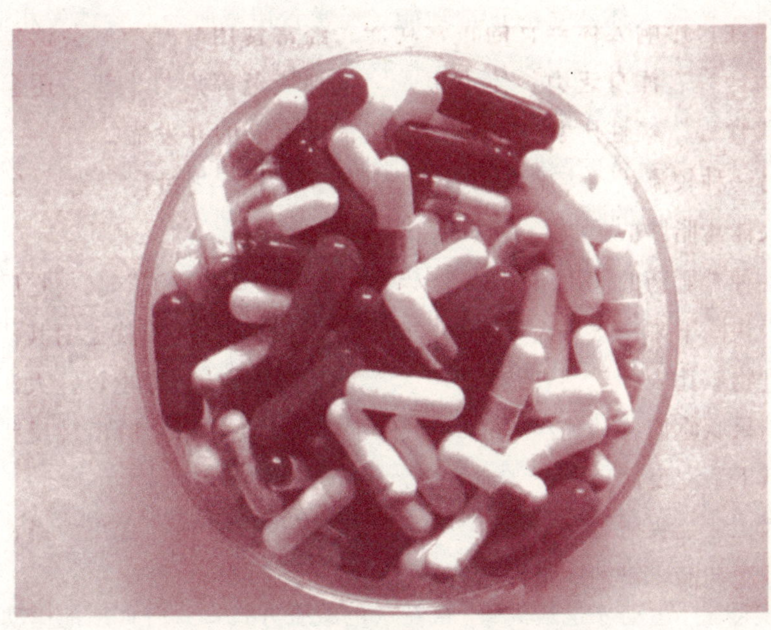

◆减肥药

减肥产品有减肥药品和减肥食品两类。减肥药品属于处方药，因此需要在医生的指导下服用。作为处方药在市场上尽管有违规宣传和兜售行为，但是因为受到药监局监管，因此相对安全。而减肥食品不是药类，自然也不是处方药，不受药监局监管，因此有商家违背《保健食品管理办法》中关于食品中不得添加药物的规定，在保健品上大作文章。据了解，国内许多减肥食品内都添加了西方化学药品成分。因此，一些违禁减肥药品也很有可能会成为夺命杀手。

市场上的减肥药多种多样，这些药品都是以抑制食欲为基本方法的。大多数的成分实际上都是盐酸西布曲明，它本来是治疗抑郁症的，具有兴奋作用，但现在是全球应用最广泛的治疗肥胖症的药物之一。这种中枢神经抑制剂，通过抑制食欲，增加饱胀感，减少进食，达到减轻体重的目的。

减肥药也容易引起神经系统的紊乱，因此很可能引起人体对药物的依赖性，影响人体器官的正常功能。经常食用减肥药，会诱发相应的疾病，出现浑身乏力，体力很差，精神疲惫等症状。甚至还会非常讨厌饮食，依赖性厌食症就是减肥药常常引起的并发症。

另一种较流行的减肥药是一种脂肪酶抑制剂。通过抑制脂肪的水解，减少人体对脂肪的吸收。

各种减肥药的作用不外乎三个字：泻、替、堵。“泻”就是吃后让人体重很快降下来，水分大量减少，脂肪减得很少；“替”就是用其他物质代替食物，让人不感到饥饿；“堵”就是通过控制饱食中枢，让人没了食欲。结果，吃遍各种药后，都几乎不可避免地在停服之后出现反弹，体重没减下来，反而落下一身毛病。

因此在购买减肥药品的时候，千万不要仅仅看到了减肥效果，而忽略了减肥药品自身的“毒性”。

实际上，运动才是最健康、最持久的减肥方式。只有真正地运动起来，才能对减轻体重有帮助。最科学的减肥就是要让体内补充全面均衡的营养，让身体更能有效地消耗脂肪，在这个基础上再加上控制热量摄入来达到减肥目的。

适量运动还可帮助青春发育期的青少年塑造完美形体，同时有助于青少年身心健康生长发育。

健康安全贴士

专家强调，青少年减肥不建议采用节食的方法，更不建议用减肥药或者其他一些偏方来减肥，这样会对身体发育造成较大的伤害。

对于那些偏胖的青少年来说，正确的做法是在医生的指导下，按照常规的减肥方法进行减肥。

另外，青少年平时吃饭后不要马上休息，应先外出散会步，或者进行一些体育运动，用这种办法可以减少脂肪在身体内的积存，让身体有个良好的状态。同时，在保证自己身体不受影响的前提下，可以适当减少食物的摄入量。

不过，对于那些正在减肥的青少年来说，在减肥过程中应注意：不仅需要考虑减肥方法的有效性，更要考虑减肥中保持营养均衡。因此，他们要尽量在饮食和运动上控制体重。在食物控制上，建议要保证蛋白质摄入，可以多吃鱼和豆制品，多喝低脂牛奶。运动方面，建议每天 20 分钟以上慢跑，每周跑 5 天；也可跳绳和做仰卧起坐。

第四章　青少年的疾病防治

传染病的预防

传染病的分类

人类的传染病种类很多，按照传播途径的不同，可以分为呼吸道传染病、消化道传染病、血液传染病和体表传染病。

预防呼吸道传染病

呼吸道传染病是指病原体侵入呼吸道黏膜以后所引起的传染病，包括流行性感冒、白喉、百日咳、猩红热、肺结核、流行性腮腺炎、麻疹和流行性脑脊髓膜炎等。这些病大多发生在冬春季节，患者和带菌者是主要的传染源。病原体的原始寄生部位是呼吸道黏膜和肺，主要通过飞沫、空气传播。

感冒和流感都是冬春季节常见的呼吸道传染病。然而，这两种病对人体健康的危害程度却大不相同。感冒症状较轻，一般稍加治疗，或不做任何治疗，不久之后即可痊愈。但流感却不那么简单，一旦延误诊治，

往往导致不良后果，甚至危及生命，

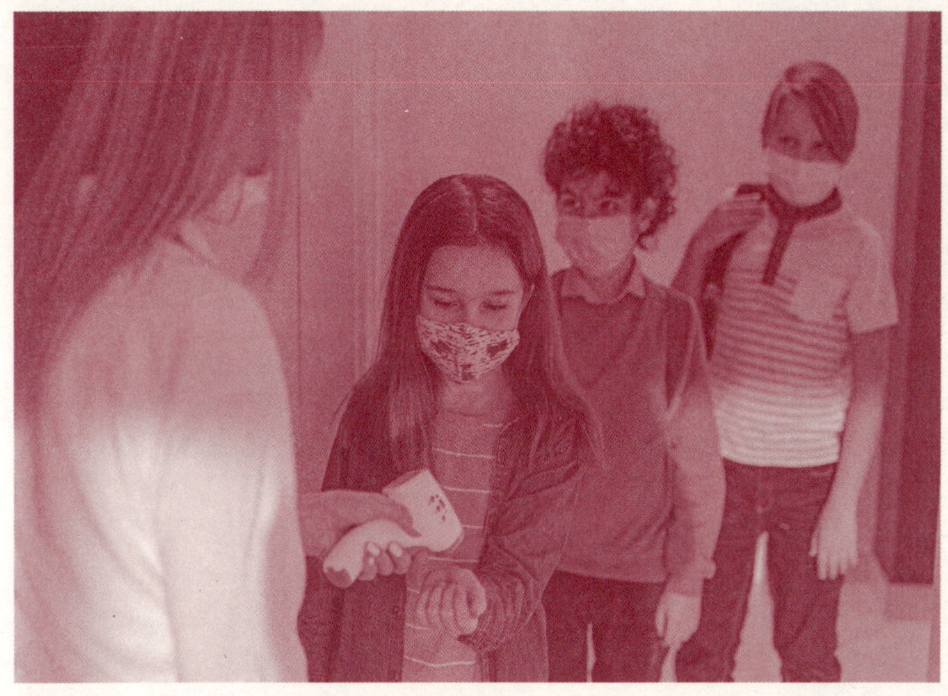

◆防流感

由于感冒与流感在流行季节和某些症状上有相同之处，因而，有人常将流感误认为是感冒，没有及时治疗，以致造成严重后果。那么，怎样区别流感与感冒呢?

首先，感冒和流感是由完全不同的致病原引起的。感冒是由腺病毒等病毒引发的鼻腔和咽喉部位的轻微病毒感染；而流感是发生在呼吸道以及中耳的一种急性病毒感染，临床上有急起高热、乏力、全身肌肉酸痛、眼结膜炎明显和轻度呼吸道感染症状并发肺炎。由于流感病毒尤其是甲型病毒极易变异，往往造成爆发性流行或大流行，一般 3 年一个流行高峰，发病人数多，全身症状严重。

其次，流感和感冒的症状不同。流感与普通感冒相比，早期症状更

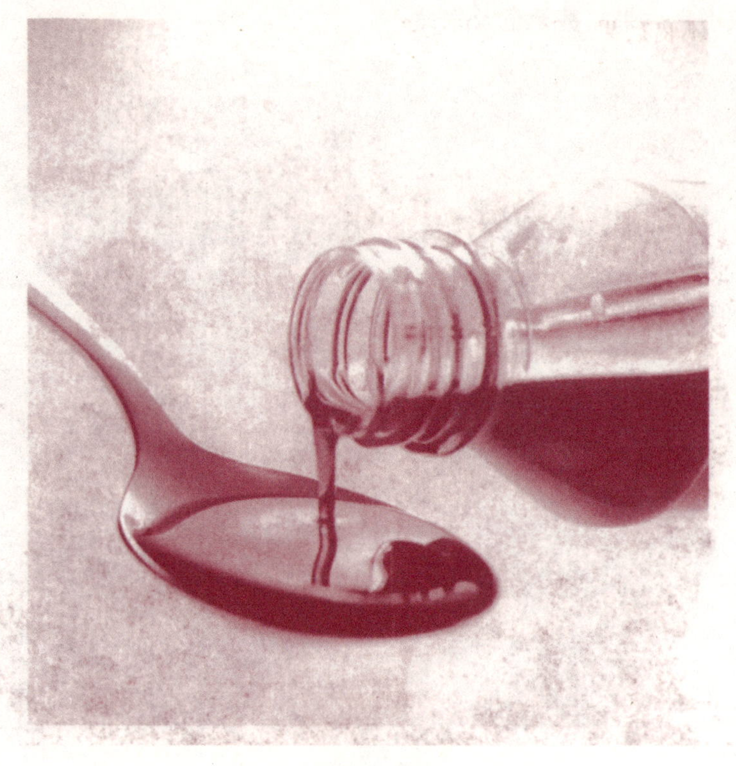

◆止咳药

严重，除头痛、咽痛这些熟知的普通感冒症状，流感患者还会出现高热、颤栗、肌肉酸痛等严重的全身症状。虽然流感急性症状一般持续 5~7 天，但身体复原的时间远远长于这个时间，患者在恢复期依然会感到难以摆脱的身体疲倦。

最后，也是最重要的，流感对人体的潜在危害要远远大于普通感冒。

在流感季节不妨采取以下预防措施来防止流感的突然来袭：注意防寒保暖；要早期就地隔离患者，流行期间减少大型集会和集体活动；用中草药煮的水或盐水漱口；每天定时开窗通风，保持室内空气新鲜；禁止随地吐痰。

预防消化道传染病

消化道传染病是指病原体侵入消化道黏膜以后所引起的传染病，包括细菌性痢疾、病毒性肝炎、伤寒、脊髓灰质炎、蛔虫病和蛲虫病等。这些病大多发生在夏秋季节，患者和带菌的动物是主要的传染源。病原体的原始寄生部位是消化道及其附属器官，主要是通过饮水和食物传播。

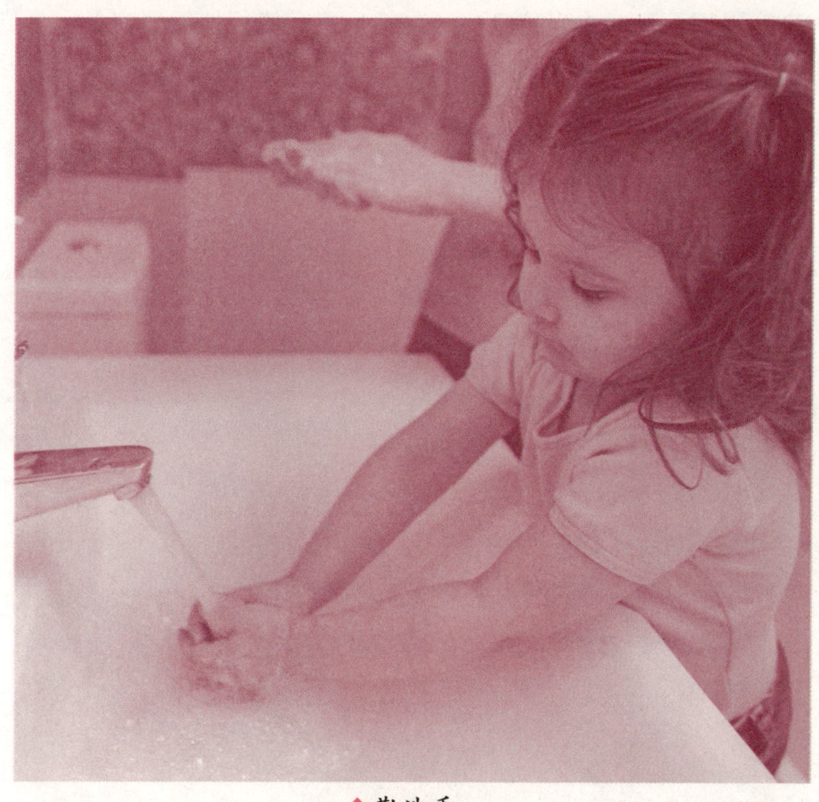

◆勤洗手

预防消化道传染病，主要是防止病从口入。要有自我保护意识，注意个人卫生，勤剪指甲勤洗手。不要边上网边进食，尤其不要用脏手直接抓取食物。使用餐具之前一定要清洗干净。做好饮食卫生，做到饭前便后洗手，水果要洗净削皮后食用，不喝生水。不要到卫生条件差的饮食店就餐，更不要光顾街边无照饮食摊点。

预防血液传染病

血液传染病是指以节肢动物（如蚊、虱、蚤、蜱等）为媒介所引起的传染病，因而又叫虫媒传染病，包括疟疾、流行性乙型脑炎、黑热病、丝虫病和出血热等。患者和带菌的动物是主要的传染源。病原体的原始寄生部位是血液和淋巴，主要是通过吸血的节肢动物传播的。

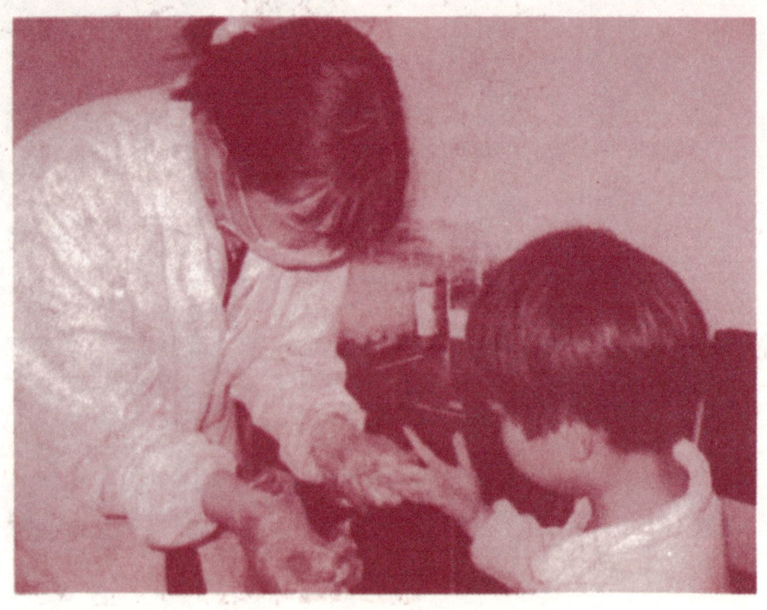

◆血液检查

预防体表传染病

体表传染病是指由于直接或间接与患病的人、动物接触，或者与含有病原体的土壤、水接触，病原体经过皮肤进入人体所引起的传染病，因而又叫接触传染病，包括狂犬病、炭疽、破伤风、血吸虫病、沙眼、疥疮和癣等。病原体的原始寄生部位是皮肤和体表黏膜，主要是通过接触传播的。隔离患者，搞好个人卫生，不与带有病原体的人或动物等接触，可以预防体表传染病的发生。

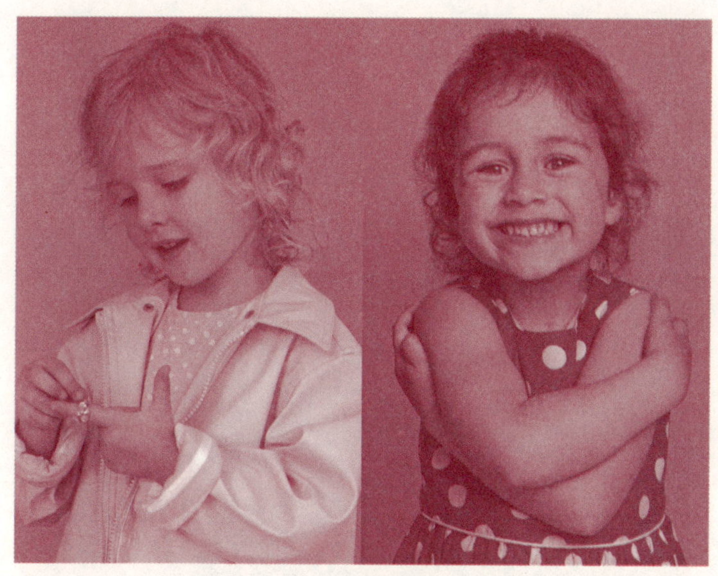

◆皮肤健康者

对同学们来说，预防体表传染病，要注意以下几个方面：

（1）眼部传染病的预防需要尽量控制上网时间和次数，每次连续上网时间不要超过 1 小时；操作中常远眺、眨眼、闭目休息，多进行眼睛训练和做眼保健操等；要注意手的卫生。要养成勤洗手的好习惯，不要用脏手揉眼睛，要勤剪指甲；如果发现红眼病，应及时隔离，所有用具应单独使用，最好洗净晒干后再用。

（2）皮肤传染病的预防。皮肤病患者应该注意的饮食——患有痤疮、脂溢性皮炎、酒糟鼻，以及一些感染性皮肤病的患者，均不宜食入过多的糖和脂肪，因为这些疾病的发生多与糖代谢和脂代谢有关，多脂多糖的食物能使病情加重。

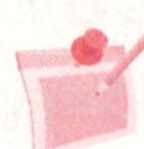

健康安全贴士

日常生活中，可以运用如下方法辅助治疗感冒：

（1）鸡汤治感冒

鸡汤不仅可以减少感冒症状，使患者感到舒适，而且在清除呼吸道病毒方面有较好的效果。经常喝鸡汤可增强人体抵抗力，预防感冒的发生。

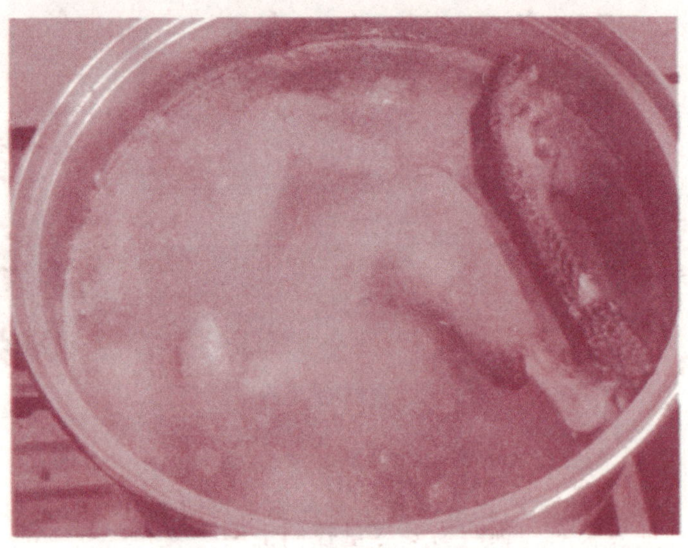

◆鸡汤

（2）牙膏治感冒

如果午夜突然头痛、发热、鼻子不通气，家中无药又无法去医院，怎么办呢？可在头部双侧的太阳穴、额前正中的天庭穴及鼻孔下嘴唇上的人中穴分别挤上牙膏一小段，静候10分钟左右就会感觉头痛有所减轻，温度有所下降，鼻子开始通气。

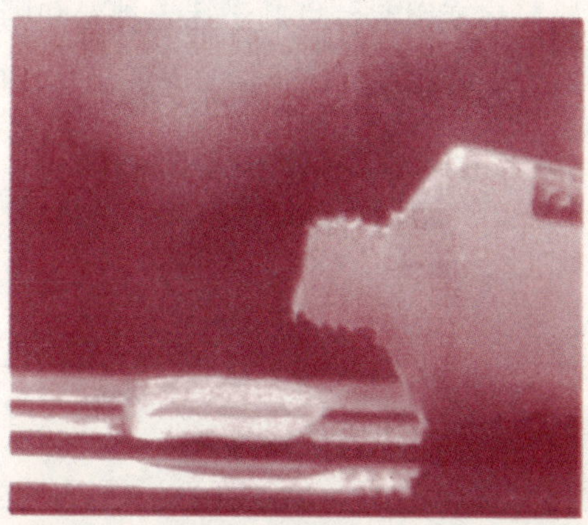

◆牙膏

常见病的处理

呃逆（打嗝）

呃逆是膈肌不自主地间歇性、痉挛性收缩，同时声门关闭而产生的一种特殊声音，为临床上常见的症状之一。

呃逆是由于空气被突然吸入呼吸道内，通过关闭的声门裂而产生的急促“呃”声。正常人在进食过程中或食后不久，突然受凉或吸入冷空气，也会发生呃逆。呃逆可持续几分钟、几小时至几天，后者可称为呃逆不止。呃逆多见于健康人，但有时则是病情危重的一种临床表现。由疾病引起的，可归纳为中枢神经性和周围神经性呃逆两种。中枢神经性呃逆可由脑部病变和中毒（如尿毒症等）所引起，常出现顽固性呃逆，即呃逆不止，常表示病变累及延脑呼吸中枢，预后严重；周围神经性呃逆可由胃肠道、胸膜、腹膜、膈肌等病变引起，可刺激迷走神经和膈神经而致呃逆。偶发性呃逆大多不需治疗而能自行停止，而呃逆不止往往使患者感到不适，妨碍休息。

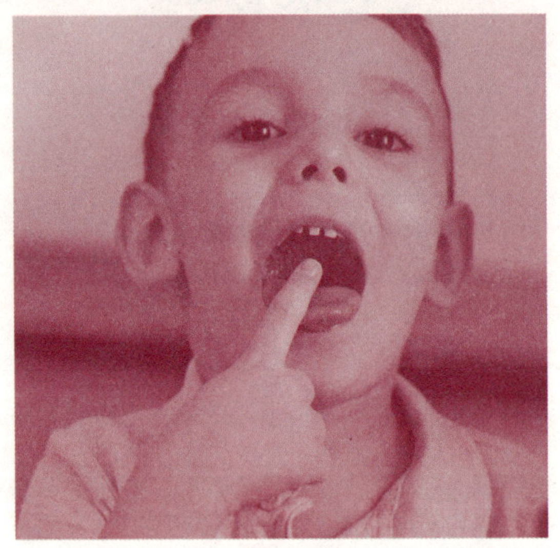

◆打嗝

在日常生活中出现呃逆的现象，而且并不是很严重的情况下，通常可以做如下简单处理：

◎安静坐下，屏住呼吸（暂停呼吸）一段时间，或者连续不换气地喝一大杯水。

◎可用纸袋 1 个（不用塑料袋），将其开口的一边捂住口鼻部，重复呼吸纸袋中的气体，利用自己呼出的二氧化碳气体刺激呼吸中枢，以控制呃逆。

◎可饮热汤热茶，或舔食食糖约1匙，也可饮热糖水1杯，均有止呃逆的作用。

◎由旁人采取惊吓的方法，如突然推一下自己，拧一下自己的耳朵，或用冷水泼自己脸上一下，讲一件惊吓的事，转移自己的注意力等，均有止呃逆的作用。

◎用羽毛、纸捻等物轻戳自己的鼻腔，或向鼻腔内吹烟丝粉，让自己连打喷嚏。

◎站直，头面仰起，下巴向前突，在喉结两侧用大拇指和食指轻轻地按压，就能停止呃逆。

◎捏着鼻子，采取低头向下的姿势，一点点地喝茶碗里的白开水。通常饮水，嘴在杯与本人相近的一侧，而这时饮水，嘴在杯的相反一侧。这样饮水，虽很不方便，也感到劳累，但这样做，颈椎能够得到调整，因而，能够很快地止住呃逆。

眩晕

眩晕是一种症状，是患者感觉自身或外界环境在旋转摇晃的一种运动幻觉。同时伴有恶心、呕吐、面色苍白、出冷汗、眼球震颤、耳鸣、耳聋及身体摇摆不稳等症状。引起眩晕的疾病很多，常见的有梅尼埃病、晕动病、高血压、链霉素中毒、椎—基底动脉供血不足、脑动脉粥样硬化等。

（1）简易预防办法

通常，对那些经常有眩晕感觉的同学来说，在平时要加强抗晕锻炼，可以荡秋千、走浪木、练滚轮、坐转椅、转动头部等。另外，为了防止和减少眩晕发作，平时应注意生活要有规律，避免过度疲劳，应控制血压和适当增加体育锻炼；宜少看电视、电影，避免精神紧张；饮食宜清淡、易消化，不要吃油腻食物；有眩晕史的人，不要单独外出，更不要登高或骑自行车，以免发生意外。

（2）药物防治处理

中医中药可谓是我国的瑰宝，而中药调理对晕眩亦有非常不错的疗效。因此，当有晕眩感觉时，不妨参考以下的建议。

◎眩晕发作时，患者要立即停止活动，就近平卧或靠在沙发、椅子上，闭目休息片刻，以防症状加重。

◎黑芝麻、核桃肉（去衣）炒熟研末，加少量糖，开水调服，每天服 2~3 次，每次服 50~100 克，可治一般眩晕。

◎桂圆肉 7 粒，加鸡蛋 1 只，隔水蒸熟，清早服用，连服 7 日，对一般眩晕有效。

◎胡椒几粒（芥末粉也可）、生姜几片及萝卜叶 50~100 克，放入热水内（水温在 50℃左右），眩晕时将双脚泡在此水盆内，水深至小腿下 1/3 处，对解除眩晕等有较好效果。

（3）运动疗法

当同学们有晕眩感觉时，也可以参考以下的运动疗法。

仰卧，两膝轻轻弯曲，互相摩擦两脚脚板。脚心发热后，两膝弯曲，两腿合拢，向前踢，同时把腿伸直。然后借助弹力坐起来。此法可治头部充血性眩晕。

鼻塞

当天气变化不定时，相信同学们常有鼻子不通气、鼻塞的感觉，那滋味可真是不太好受。通常，消除鼻塞有以下几种简单易行的方法，可供选择试用。

（1）蒸熏法

以葱白（最好是小香葱）一小把或洋葱半个，切碎煎成热汤，取其蒸气熏鼻；或将食醋烧开以鼻吸蒸气，疗效都不错。

（2）填充法

葱白打碎捣汁渗于药棉内，将药棉放入鼻孔，或以大蒜一头削成比鼻孔稍小的形状，用薄层棉花包好塞入鼻孔内，有立竿见影之效。

（3）按摩法

侧卧，左侧堵塞向右卧，反之向左卧，然后以食指揉按鼻翼两侧的迎香穴，一两分钟后便能奏效。

（4）热敷法

单纯以热毛巾敷鼻，也有一定疗效。

疼痛

（1）头痛

若感到头痛，却找不出原因时，可能是与某些食物有关：

◎空腹吃下果仁或薯片，容易引致头痛。

◎若很喜欢喝咖啡，到了一定时间，却忘记喝下一杯，也会感到头部不适。

◎热狗中钠含量高，也是产生头痛的原因之一。

◎吃雪糕的速度太快，会对喉部神经造成刺激，也会产生头痛。

（2）背痛

长时间坐着学习时，常会感到背部疼痛，甚至会有疼痛难忍的感觉。一般来说，如果要防止背痛，可以采用如下简单的办法：在久坐后隔一定时间起身活动一下，在家中时，要尽量避免弯腰曲背身子蜷作一团地坐着，注意多伸展背部。纠正弯背最好的方法是，在站立和行走时注意使头部端正，背部保持平直；通过体育锻炼也可以防止背痛，保持脊柱合乎生理的自然直线，同时可达到背肌强健的效果。

另外，步行姿势正确也是防止背痛的一种很好方法。同学们可以在步行开始时步速慢一点，一次步行 30~40 分钟，每周 3~4 次。

健康安全贴士

家中常备一些预防突发病的药品，平时多注意学习一些常见病和突发病的处理方法，以备不时之需。

异物侵入的处理

眼内异物

眼内异物最常见的是金属屑（铁屑、铜末等）、煤渣、砂粒、灰尘、谷类、麦芒、小飞虫和睫毛等。异物进入眼内最常见的部位是角膜、结膜等。一般来说，角膜异物较易发现；结膜异物常附在上睑结膜面，尤其多在睑板下沟部位，因此必须翻转上睑进行检查，才能发现；较大的异物可隐藏在穹窿部结膜囊内，要发现它应暴露上穹窿部；进入瞳孔、虹膜或深入眼球的异物，是比较危险的。异物进入眼内后，可引起不同程度的眼内异物感、疼痛及反射性流泪，甚至发炎。

有的同学当察觉眼内有异物时，往往喜欢用手直接搓揉，这是不合适的，甚至还会造成角膜擦伤或使异物刺入角膜深处，不易取出。一般来说，眼内异物的处理如下：

（1）以泪水冲走异物

流泪是人体的一种自卫手段。当眼内异物刺激眼睛后，自然会流出泪水，闭一下眼睛，轻轻揉动一下眼睑，泪水会增多，小的异物就会随泪水自然地流出。

（2）用生理盐水等冲洗

用泪水无法冲掉异物时，在干净脸盆内盛满清洁的水，将眼浸入水内，眼睛在水内眨几下（即反复开眼、闭眼几次），大部分眼内异物可被水冲掉。也可用拇指与食指将患者的上、下眼睑扒开，再用杯（瓶）装满生理盐水或冷开水冲洗，亦能将眼内异物冲出。

（3）翻开上、下眼睑取出

向下看，让旁人用拇指和食指捏住自己的上眼睑，稍向前牵拉后，食指轻压而拇指向上翻转，将眼睑翻开。找到异物后，用清洁的湿棉签或手绢、纱布等轻轻将它粘出。如异物嵌入较深，用上法不易取出时，应去医院就诊。剔除异物后，可涂用0.5%金霉素眼药膏以消炎，并用消毒纱布等护眼，以防感染。

咽喉异物

日常生活中，青少年在吃东西时不小心被鱼刺、竹签、鸡骨、鸭骨及钉子等物鲠住咽喉的意外情况常有发生。根据咽喉部异物的性质、大小、钝锐等不同，可出现异物感、疼痛、咳嗽、血痰和呼吸或吞咽困难等不同症状。

下面介绍咽喉部异物的简易处理方法：

第一，企图用吞咽饭团、馒头、韭菜等方法，将异物带出而吞入胃内，这种做法不好，而将手指伸入咽喉乱抠或乱捣，更不合适。这些方法有时会适得其反，轻则加重局部组织损伤，重者可造成食管穿孔，甚至伤及大血管引起大出血，是很危险的。

第二，口咽部异物可直接取出，张大口后，用压舌板、筷子或长金属匙柄轻轻压住舌头，暴露舌根及扁桃体，用手电筒看清鱼刺等异物后，再用筷子或镊子将异物取出。

第三，如细小的鱼刺等异物刺入较深，异物位置较深或在食管里，用一般方法不能取出时，可采用以下方法：

◎含一些食醋，慢慢咽下，将鱼刺软化，然后吃馒头或蛋糕之类食物，可将鱼刺随食物咽下。

◎乌梅适量洗净去核，蘸砂糖含化慢慢咽下，有软化鱼骨等异物的作用。

◎如喉或气管进入异物时，危险性较大，必须立即到附近医院请医生紧急处理。

外耳道异物

耳朵的外口没有防护，异物容易进入外耳道。常见的异物有小飞虫、（蚊子、飞蝇或更小的虫子）、豆粒、玉米粒、沙子、水等。

当异物进入外耳道，不要自己急于用火柴梗、发卡或别的什么东西伸进耳道内盲目乱掏乱挖，其结果不但掏不出来，而且常常促使异物更往里钻，并容易引起外耳道皮肤损伤。万一穿破了鼓膜，还会引起中耳炎，造成不良后果。

1. 耳朵入飞虫

在夏日的夜晚，当同学们在户外乘凉，或在灯光下做作业，或刚刚进入梦乡，不知不觉中可能会有小飞虫飞进你的耳朵里。虫子一旦进入耳朵，就像进了一条死胡同，在黑暗中拼命挣扎，撞击你的鼓膜。这时就会产生雷鸣般的轰鸣声，并引起一阵阵剧烈的疼痛。有时那些小飞虫还会把鼓膜抓伤，引起穿孔，那可就更糟了。

发生这种情况时，同学们该怎样对付这些讨厌的小虫子呢？

有些人忍受不住疼痛，往往惊恐万状，大哭大叫。这时候最好是保持镇静，不要惊慌，可以通过下面这些方法让父母或旁人帮你把飞虫子弄出来。

（1）用灯光将小虫诱出

因为很多飞虫喜欢往光亮处跑，所以可将小飞虫诱出来。让他人把你带到一个黑暗的环境中，先把耳朵向后向上提拉，这样可以使外耳道变直。然后用灯光或手电筒在耳朵外面照射，反复将灯光开启、关闭。

同时将侧耳朵堵塞住，闭上嘴，这样，可诱使小昆虫爬出来。用此法时要有耐心，因为耳道里的小昆虫只能慢慢地爬出来，要等它爬出外耳道口时再把它消灭掉。

（2）杀死飞虫

也有些飞虫体形较大，不能在狭小的耳道内转身掉头，因而不能用光亮诱出。可往耳朵里滴几滴香油、豆油或花生油，过一会儿虫子就会被闷死，然后将虫子取出；也可向耳朵里滴几滴75%酒精或60°的白酒，将虫子杀伤或淹死。

还可以在灌入液体后，用一根葱管伸入外耳道（尽可能深，动作要轻），并用嘴将液体吸出。这时小虫子往往能随液体一起吸出来。

如果经上述方法仍不能将小虫子取出，应尽快到医院请医生处理。

2．异物侵入

（1）颗粒物

进入外耳道的异物较小时，可将头歪向患侧，轻轻摇头，异物即可出来。豆粒等植物性异物，也可用75%酒精或60%°白酒等滴耳，使异物缩小，有利于取出。异物较大，植物等异物因受潮等而膨胀，不易取出时，应送医院，请耳鼻喉科医生用耵聍钩取出。

（2）液体

如果外耳道进水，处理时要将进水一侧耳朵朝向地，同侧脚站立跳几下，大部分水会流出来；剩下的小部分水，可用棉花棒轻轻插入外耳道，在耳内滚动几圈再取出换新棒，直到棉花棒上不见湿气为止。

鼻腔异物

同学们在玩耍时，不小心会把瓜子、花籽、豆粒、果核、纽扣、纸团、玻璃球、小石头等物塞入鼻腔；偶尔也有蚂蟥或活的小昆虫进入鼻腔；呕吐、打喷嚏或吃饭时也可将食物呛入鼻内。

由于异物刺激使鼻黏膜红肿，时间久了，异物有被肉芽遮盖的可能。有时鼻腔分泌物中的盐类物质以异物为核心逐渐沉积上去，还会形成“鼻石”。

这时可进行如下处理：

◎在取鼻腔内异物前，要坐在椅子上，头部后仰，用手电筒光照射鼻孔，观察异物的大小、形态及位置。两侧鼻孔都要查看，以免遗漏。同时要用嘴巴呼吸，不用鼻子呼吸，以免将异物吸入气管。

◎鼻内异物较小，位置不深，可用擤鼻动作将异物擤出。要领是：先用一个手指将没有异物的鼻孔堵住，使其不漏气，而有异物的鼻孔不可堵住。深吸气后，作擤鼻动作，让气流将异物推出鼻腔。捻一个纸条，刺激鼻黏膜，诱发喷嚏，有时也能将异物排出。

◎擤不出或较大的异物，用手电筒看准后，可小心地用钩子或镊子取出。

◎较大的异物，特别是光滑球形的异物，不要任意取夹，要立刻就医，以免将其推向深处，甚至经后鼻孔掉入气管，造成严重后果。

呼吸道异物

喉、气管或支气管内误吸入异物，统称为呼吸道异物。呼吸道异物种类很多，最常见的有西瓜子、花生米、黄豆、蚕豆、葵花子等，有时也有药片、鱼刺、肉骨、图钉、纽扣、小玩具等被吸入下呼吸道，形成异物。异物被吸入呼吸道后，首先会引起一阵剧烈的咳嗽，甚至咳出血来，同时伴有憋气、气喘、呼吸困难，口唇青紫等症状。

片刻后，症状缓解，然后根据异物停留部位产生不同的症状。异物嵌顿喉部时，会产生声音嘶哑、呼吸困难等症状；如果异物较大并阻塞了总气管，可致窒息，甚至死亡；气管异物多为活动性，主要症状为阵发性咳嗽和呼吸不畅，随着时间的延长，由于异物刺激支气管黏膜，可产生发热、多痰等炎性症状。

一般来说，常见的处理方法如下：

（1）异物吸入呼吸道后，应进行急救

让患者站着或坐着，抢救时站在患者后面，用两手臂抱住患者，一只手握拳，大拇指朝内，放在患者肚脐与剑突之间，另一只手压在拳头上，有节奏地使劲向内、向上方推压。这样可使横膈膜抬高，压迫肺底，使肺内产生一股强大的气流从气管内冲出，有可能将异物冲到口腔里，从而解除窒息。如患者因昏迷已躺在地上，可将患者放平，仰卧，抢救者分开两腿跪下，将患者夹在中间，按上法用双手推压患者肚脐与剑突之间，一旦异物排出，应立即停止推压，以防异物再次吸入气管内。如异物吸入气管后身旁没有其他人在场，应立即进行自救。此时，可用拦杆、倚子背、桌子角等硬物的突出部分挤压上腹部，只要方法得当，也有希望将异物排出。

（2）异物梗喉的简易处置方法

◎要把嘴张大，然后往嘴里注入半酒盅酱油，趁其呕吐时，可把吞入的硬币等异物吐出来。

◎让患者张开嘴，下巴向上，就能使咽喉伸直，再吞咽饭团或肉团，梗喉的鱼刺等就能随饭或肉团一同咽下。

◎年糕卡住咽喉时，不要紧张，立即把一酒盅醋倒入口中，这时唾夜腺即刻分泌大量唾液，包住年糕，使之顺利通过咽喉。

（3）当异物进入喉和气管时，要保持安静

如果咳嗽，不要阻止，有时通过咳嗽，可将异物咳出，但咳嗽时，不要拍打背部，以免异物移位。进入呼吸道的异物，切不可用手去掏，也不要用大块食物强行咽下。在用以上方法不能排出时，应立即送往医院救治。

食管异物

常见的食管异物有鱼刺、肉骨、鸡鸭骨、果枣核等。咽喉进入异物后的症状与异物大小、部位和是否伴有感染等因素有关。

玻璃弹子等光滑的物质，一般不会有严重的后果，大多能随粪便排出。

异物小而感染不显著时，症状较轻或仅有梗阻感，但仍可进粥和面条等软食；异物大或伴有感染时，吞咽困难明显，甚至滴水不入。常见的症状有吞咽疼痛和吞咽困难，如吞咽不便，会有唾液增多现象；当异物伴有感染时，可有发热、全身不适等炎性症状。

因此，进食时应注意思想集中，不要边说边笑，高谈阔论。进食不宜过于匆忙，更不可狼吞虎咽。

进入食管的异物为尖锐带刺的东西时，切不可吞饭团、馒头、韭菜等企图将异物咽下，此法不可靠，应及时送医院处理。

当异物不慎滑入气道，造成喉咙阻塞，而周围无其他人帮助呼救时，应立即采取自我急救法。

常见的处理方法有如下几种：

（1）剧烈咳嗽

如异物仅造成部分气道阻塞，换气尚好时，可用力咳嗽，借此造成气道内强大的气流，将异物冲出体外。

（2）猛压膈下腹部

一手握拳，使其拇指一侧朝向自己的腹部，位置在正中线脐上、剑突下。另一手紧握此拳，用力快速向上向内猛压 6~10 次。每次猛压动作应干脆、利索。

（3）快速猛压上腹

患者把上腹部快速压向任何坚硬面如椅背、桌边、栏杆等。

（2）、（3）两种方法的机理是：通过猛压上腹部，使横膈抬高，迫使肺部排出足够的空气，形成人工咳嗽，将气道内堵塞的异物移动或排出。

（4）手指清扫

口腔张大，面对镜子，一手的拇指和其余手指握住自己的舌，使舌从咽后拉开，暴露异物。另一手的食指沿颊内侧插入，深达喉之舌根部，然后，用一钩取动作使异物松动落入口中，以便取出。

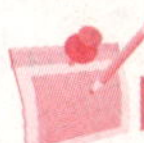

健康安全贴士

如下几种常见的方法可防止异物入侵：

◎不要一边玩一边吃东西。

◎注意玩具的安全性，不要买体积太小的玩具如弹珠。

◎对那些家里有兄妹的青少年来说，千万不要给弟弟或妹妹喂食不适合的东西。

◎掌握正确的游戏方式，不要随意地把玩具放进耳道或鼻腔等部位。

◎注意居家环境卫生，以免招来小虫。

◎进行野外活动时，注意防护及驱虫措施。

昆虫咬伤的处理

青少年如在野外游玩，会不小心被蝎子、蜈蚣、蜜蜂、蚂蟥、毒蜘蛛等昆虫蜇伤、刺伤。因此，要掌握遇到这些情况时的应对措施和方法。

蝎子蜇伤

蝎毒内含毒性蛋白，主要有神经毒素、溶血毒素、出血毒素等。蝎子的尾部有钩状毒刺，蜇人时可将毒液注入人体。

被蝎子蜇伤后局部可出现一片红肿，有烧灼痛，中心可见蜇伤痕迹，轻者一般无全身症状。如被剧毒类蝎子蜇伤，则可出现全身中毒症状，如头晕、头痛、嗜睡、流涎、畏光、流泪、恶心呕吐、口与舌肌强直、大汗淋漓、呼吸急促、血压升高、脉搏细弱和肌肉痉挛等，严重的会惊厥、昏迷，甚至呼吸、循环衰竭而危及生命。

立即拔出毒刺：在蜇伤上方（近心端）2~3 厘米处，用布条或绳子将受伤肢体扎紧，用手自伤口周围向伤口处用力挤压，使含有毒素的血液由伤口挤出；或用吸奶器、拔火罐等吸取毒液；若救治者口腔黏膜无破损，也可用口吸出毒液。

必要时请医生切开伤口，抽取毒液。捆扎肢体的布带每 15 分钟要放松 1~2 分钟，伤口周围可用冰敷或冷水湿敷，以减少毒素的吸收和扩散。

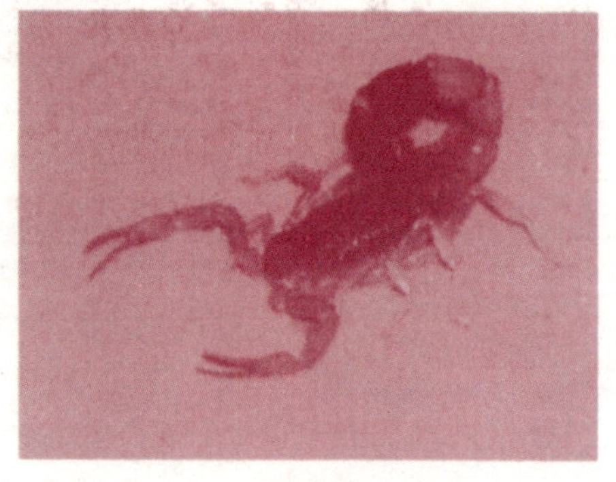

◆蝎子

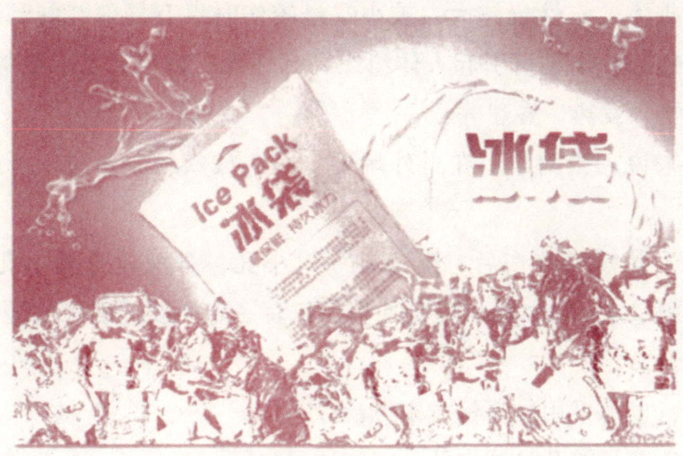

◆冰袋

蜈蚣咬伤

蜈蚣俗称“百脚虫”，它的身体长而扁，躯干由许多环节构成，每个环节有一对足，第一对足呈钩状，内有毒腺，能分泌酸性毒液、含有溶血蛋白质和组胺样物质。

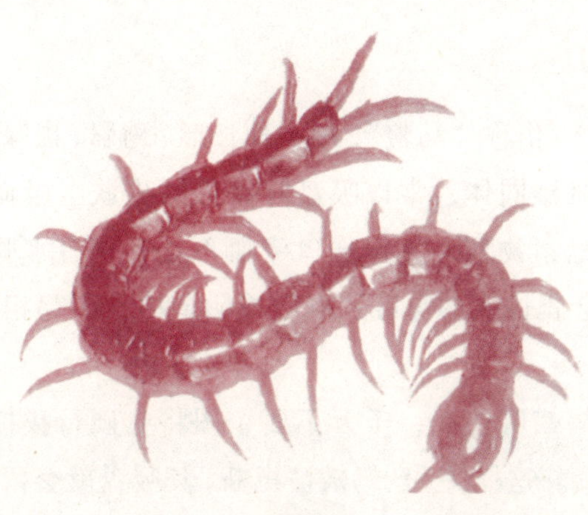

◆蜈蚣

蜈蚣越大，毒性也越大，被小蜈蚣咬伤时仅有局部红肿和剧痛；被热带型大蜈蚣咬伤则可引起人体组织局部坏死、淋巴管炎、头痛、眩晕、恶心、呕吐、发热、昏迷等。

一般来说，当同学们在野外玩耍不小心被蜈蚣咬伤时，可进行以下处理：

通常，被蜈蚣咬伤后，痕迹是一对小孔，毒液就是顺小孔流入的，应立即用肥皂水或5%碱水反复冲洗伤口。一定不要用碘酊或酸性药物冲洗或涂擦伤口。

另外，也可采用以下偏方土方治疗：

◎将生茄子切开涂擦伤处，或加适量白糖一起捣烂，敷于伤处。

◎将蕹菜洗净，加盐少许捣烂，敷患处，每日换药1次，起凉血解毒的作用。

◎就地取材，取新鲜蒲公英、扁豆叶、野苜蓿、鱼腥草、马齿苋、鲜芋头等任何一种，捣烂，外敷患处，有止痛、止痒、消肿作用。

经上述处理，如果肿胀不消退、疼痛加剧或全身症状严重者，应立即前往医院救治。

蚂蟥螫伤

蚂蟥学名水蛭，俗称“马鳖”，是一种长形、稍扁、黑绿色的环节动物，身上长有吸盘，雌雄同体，常以吸盘叮在人的皮肤上吸血，同时分泌含有阻止凝血的水蛭素物质，使得伤口流血不止，伴有水肿性丘疹，轻微痛感。偶尔它还会爬进人的鼻腔、肛门或阴道内，引起相应部位的痛痒、出血。

当同学们被蚂蟥叮住后，千万不要企图将它硬行拔掉，因为越拉蚂蟥的吸盘吸得越紧。这样，一旦蚂蟥被拉断，其吸盘就会留在人的皮肤内。正确的做法则是：

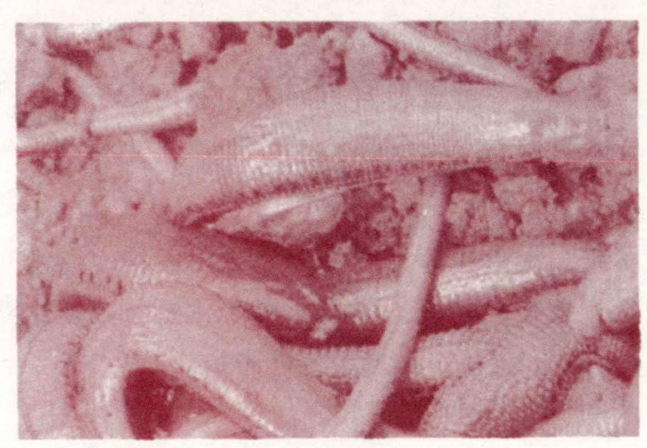

◆蚂蟥

◎应在被叮咬部位的上方轻轻拍打，使蚂蟥松开吸盘被震落下来；或将食盐、浓醋、酒精、烟油等撒在虫体上，使其放松吸盘而自行脱落。

◎将被咬伤处的污血用力挤出，再用清水洗净伤口，最好再涂以碘酒、酒精或红汞，以防伤口感染。

◎如出血不止时，可用干净纱布包扎压迫止血。

若蚂蟥侵入鼻腔、肛门或阴道内时，同学们也不要惊慌，可在被侵入处涂些香油或蜂蜜，等蚂蟥伸出人体外后除去；钻进鼻腔时也可将面部伏于水面，由鼻孔向外呼气，蚂蟥遇到水会自动爬出。

一般来说，若想预防蚂蟥咬伤，同学们可在下水前，在四肢皮肤上涂以肥皂、防蚊油、烟油或稻田防护膏等。

毒蜘蛛咬伤

一般的蜘蛛咬伤仅可引起局部疼痛、发炎或坏死，毒性不大，不会有更大危险。但有一种黑色毒蜘蛛咬伤人体后，毒液中含有的神经毒蛋白会使伤处剧烈疼痛、苍白或红肿，起扁平疙瘩，同时可引起全身软弱无力、头晕、恶心、呕吐、腹肌痉挛、双足麻木刺痛；严重者可发生惊厥、昏迷、休克。

如果不能马上就医，可进行自行处理，即用绳子、手帕、裤带等紧扎伤口上方（肢体的近心端），同时，每隔 15 分钟放松 1 分钟，以免肢体坏死。

取大号缝衣针、三棱针等，在用火烧或用酒精、白酒消毒后，再用酒精消毒被咬伤处皮肤。然后，针刺被螫伤处周围皮肤，边刺边用力向外挤出毒汁，或用拔火罐或吸奶器将毒汁吸出。

蜂刺伤

蜂的种类有很多，如蜜蜂、黄蜂、大黄蜂、土蜂等，而刺入的蜂都是雌蜂。雄蜂不伤人，因为它无毒腺及螫针；雌蜂的尾部则有与毒腺相连的螫针，毒刺上并长有逆钩。当雌蜂将其螫针刺入人体后，其毒刺的一部分会残留在人体被刺伤处；黄蜂的刺虽不留于被刺伤处，但黄蜂刺伤比蜜蜂刺伤更为严重。蜂毒中含有蚁酸和神经毒素。人被蜂刺伤后，轻者仅局部出现红肿、疼痛，也可有水泡、瘀斑、局部淋巴结炎和淋巴管炎；若多处受刺严重者可出现头晕、头痛、发热、恶心、呕吐、烦躁不安等全身症状；黄蜂刺伤还可引起溶血或出血，而对蜂毒过敏者还可发生过敏性休克甚至危及生命，一旦被蜂刺伤后，常可见颜面肿胀，鼻塞，全身荨麻疹；严重者可发生喉头水肿，呼吸困难，甚至昏迷。

被蜇后，找到蜂刺，用指甲或镊子夹住，拔出来。蜜蜂的毒液为酸性，可选用肥皂水、3%氨水、5%苏打水或食盐水等冲洗伤口；若是大黄蜂蜇伤的，也可以用醋和白酒清洗。也可就地取材，采用大蒜或生姜捣烂或取汁涂敷患处。

如果被蜇伤部位红肿得厉害，又热又痛，全身痒，有头晕、眼花、气喘等反应，应立即到最近的医院，请医生治疗。

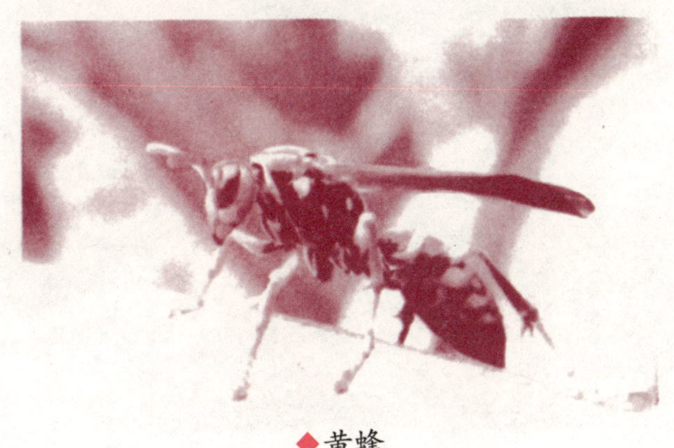

◆黄蜂

刺毛虫蜇伤

刺毛虫又叫洋辣子，靠毛蜇人。它浑身长满了有毒的毛刺，身体不大，色彩鲜艳，伏在树枝上或树叶上，不易被人发现。人被蜇伤后，会感到疼痛。

这时，可以用医用橡皮膏，平整地贴在受刺的皮肤上，用手来回按摩几次，用力一揭，刺毛便被粘起来，疼痛会立即消失。如果没有橡皮膏，也可以用伤湿膏、消炎止痛膏或红药膏，还可以用泡泡糖、口香糖代替。将泡泡糖或口香糖放到嘴里嚼到能粘手为止，从嘴里取出来，放到一张纸或手帕上，然后像用橡皮膏一样使用。

在患处涂上花露水，如果有过敏现象，可以吃一片扑尔敏。

蚊虫叮咬

一到夏天的晚上，蚊子在身边“嗡嗡嗡”地叫个不停，让人睡也睡不着，打又打不着它。面对让人急不得恼不得的蚊子，难道我们真的束手无策吗？

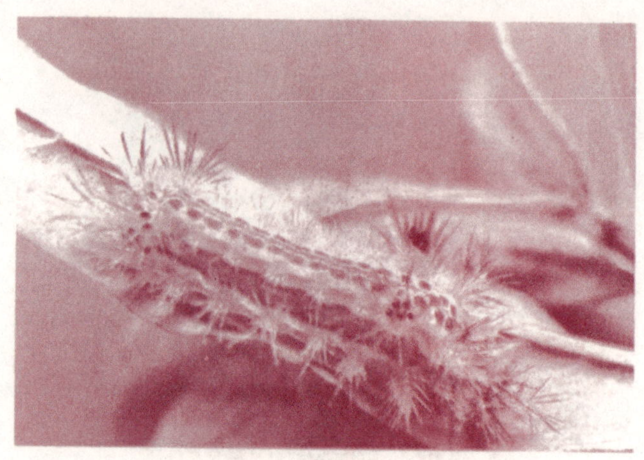

◆刺毛虫

当然不是，其实，只要我们做好防蚊工作，就可以睡个香甜的好觉了。

1．涂上防蚊药

睡觉之前，在两手两脚和脸、腿等露在外面的皮肤上，涂一层防蚊酊或者防蚊油。要涂抹得均匀，千万不要涂到眼睛里面去。

2．用防蚊网

在蚊虫多的地方，用防蚊网盖住头，肩膀、两臂、两腿上，蚊子就叮不着了。

3．蚊香和野生植物

在帐篷里面点一支蚊香，或者用艾草、青蒿、野菊花、苦楝的树叶或树皮，晒得半干的时候点燃，会冒出很多烟把蚊子赶走。

蛇咬

蛇一般分为有毒蛇和无毒蛇两种，像我们日常生活中见到的蛇，还是以无毒蛇为主的，但是，如果我们到森林、草原等人迹罕至的地方去，就很有可能遇到有毒的蛇。

一般被毒蛇咬伤的伤口有2~4个大而深的牙痕，局部会有剧痛的感觉。被无毒的蛇咬伤，一般有两排“八”字形牙痕，小而浅，排列整齐，伤处疼痛感不剧烈。另外，还要注意毒蛇头部大多为三角形，颈部较细，尾部较粗，色斑较鲜艳，牙齿较长，易于辨识。

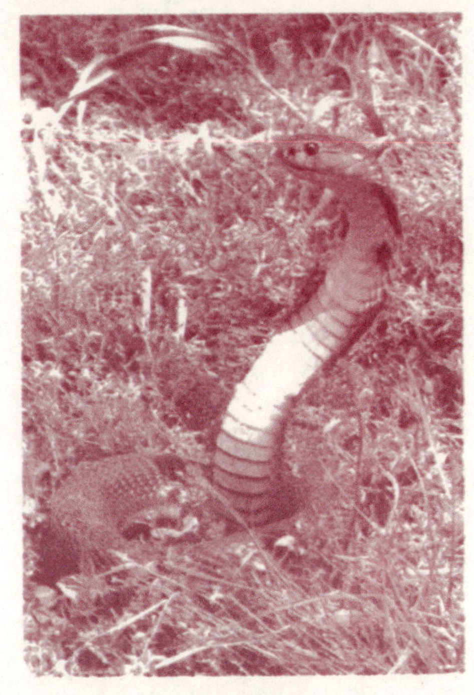

◆眼镜蛇

如果不慎被毒蛇咬伤，一定要镇定，立即就地自救或者互救。在处理伤口时，应注意以下几点：

◎用皮带、布带、手帕、绳索等物在距离伤口3~5厘米的地方捆扎，以减缓毒素扩散速度。

◎每隔20分钟放松2~3分钟，避免肢体缺血坏死。

◎用清水冲洗伤口，用生理盐水或者高锰酸钾液冲洗更好。此时，观察是否有毒牙残留，如果有，则要立刻拔出。

◎冲洗伤口之后，用消毒或者清洗过的刀片，以两毒牙痕为中心做“十”字形切口，切至皮下，使毒液排出。

◎紧急时也可以用嘴将毒液吸出，但是吸的人口腔必须没有破损。在将毒液吐出之后，要好好漱口。

◎吸完毒液的伤口，要进行温敷，以利于毒液继续流出。经过简单处理之后，要立即送到医院。

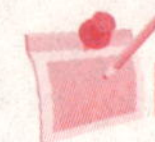

健康安全贴士

青少年若想安全地外出游玩，应知道哪些昆虫会咬人：

◎蝗虫、蝈蝈、蟋蟀、蜻蜓等。这类昆虫以绿色植物根、茎、叶、果实或昆虫等为食，一般情况下是不会咬人的，但如果受到人类的威胁，就会用比刀还锋利的牙齿攻击人类（咬人）。它们咬人是被动的，从不会主动攻击人类。

◎家蝇、花蝇、食蚜蝇等是不会咬人的。但家蝇有时会舔吸人的皮肤，这主要是皮肤不干净造成的。

◎蚊子、蝉等。蝉以植物的汁液为生，蚊子以动物及人类的血为生。

◎马蜂、蜜蜂、蚂蚁等。这类昆虫有的非常凶猛，受到人类威胁时会攻击人类，但它们不是以口器咬人，而是以尾部毒针刺伤人类。最常见的黄蜂、蜜蜂蜇人事件就经常发生，也可归为可以咬人一类。

◎吸血性虻类。这类昆虫以动物的血为食，会主动咬人。

身体损伤的处理

一般损伤都是由于户外活动或运动时造成的。

运动损伤是指人在运动中，造成人体组织或器官在解剖上的破坏和生理上的紊乱。

很多运动损伤都是由于准备活动不足造成的。因此，减少运动损伤的关键是运动前一定要热身，运动后要放松。

（1）训练方法要合理

要掌握正确的训练方法和运动技术，科学地增加骨骼、关节、肌肉的负荷能力。

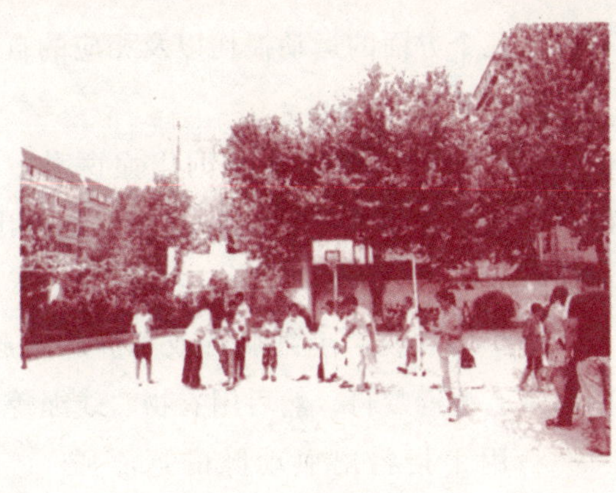

◆学生在操场运动

（2）准备活动要充分

比较简单的方法是慢跑、压拉关节或抖动全身。另外，要避免做单一的强化训练，防止局部肌肉负荷过度而受伤。

（3）注意间隔放松

在多组运动锻炼中，每组练习之后为了更快地消除肌肉疲劳，防止由于局部负担过重而出现的运动损伤，组与组之间的间隔放松非常重要。

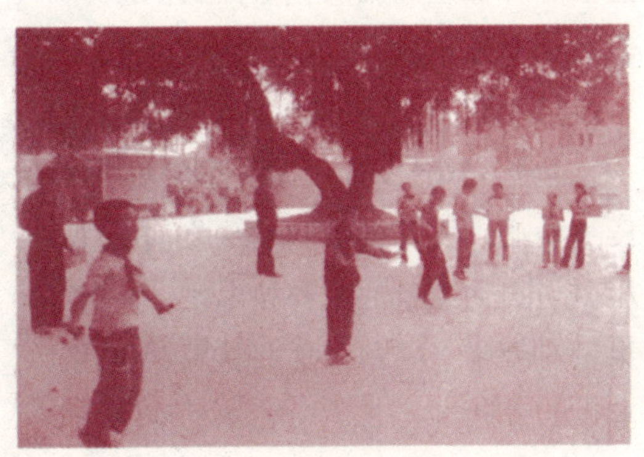

◆学生在锻炼

（4）防止局部负担过重

每次运动量过分集中，会造成机体局部负担过重而引起运动损伤。

（5）加强易伤部位肌肉力量练习

据统计，在运动实践中，肌肉、韧带等软组织的运动伤最为多见。

因此，加强易伤部位的肌肉练习，对于防止损伤的发生具有十分重要的意义。

运动损伤及自我急救技术

当同学们在进行体育锻炼时，难免会发生一些小意外。一般来说，有以下几个方面的运动损伤以及相应的自我急救技术。

（1）止血

出血可分为外出血和内出血两种。在开放性损伤中，血管因受伤破裂，而致血液自伤口向体外流出称外出血。这里主要介绍外出血的止血法：

◎小的外伤、毛细血管或小静脉出血，流出的血液易于凝结，在伤口部盖上消毒敷料，然后用衣物、线绳等加压包扎即可。

◎用手指将出血动脉的近心脏端，用力压向其相对的骨面，以阻断血液来源而达到临时止血的目的。一般用于动脉止血。

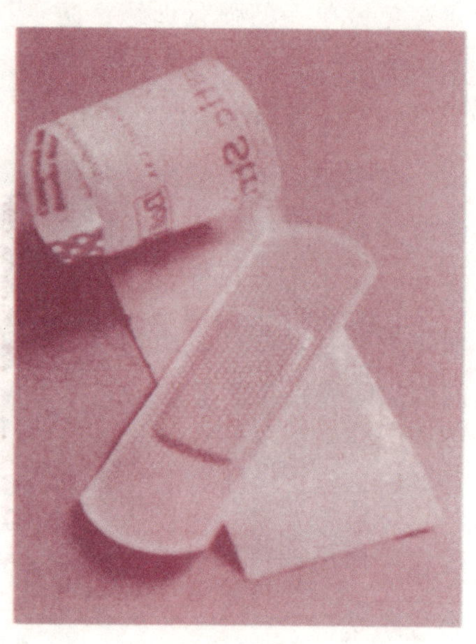

◆创可贴

（2）包扎

包扎有保护伤口、减少感染机会、压迫止血、固定骨折和减少伤痛的作用，是损伤急救的主要技术之一。如果没有绷带、三角巾这些材料，可用毛巾、衣物等代替。包扎动作应力求熟练、软柔，松紧应适宜。

在这里主要介绍以绷带为材料或类似绷带的材料的几种包扎法：

◎肢体较小部位常用环形包扎法，或用于其他包扎法的开始和终结。包扎时打开绷带卷，把绷带斜放伤肢上，用手压住，将绷带绕肢体包扎一周后，再将带头和一个小角反折过来，然后继续绕圈包扎，第二圈盖住第一圈，包扎 3~4 圈即可。

◎绷带卷斜行缠绕，每卷压着前面的 1/2~1/3。这种螺旋包扎法多用在肢体粗细差别不大的部位。

◎肢体粗细相差较大的部位多用螺旋包扎，用一拇指压住绷带上方，将其反折向下，压住前一圈的1/2~1/3。

◎关节部位多用“8”字法包扎。在关节上方开始做环形包扎数圈，然后将绷带斜行缠绕，一圈在关节下缠绕，两圈在关节凹面交叉，反复进行，每圈压过前一圈1/2~1/3。

骨折

骨折是由直接的或间接的外力作用使骨头发生了部分的或完全的断裂，就是俗话说的骨头折断。一般最常见的是四肢骨折。骨折通常分为闭合性和开放性两大类：闭合性骨折指骨折处没有伤口，也称单纯性骨折；开放性骨折指骨折处有伤口，折断的骨头有的碎成几片，也有的已露出伤口。上肢骨折常见有肘部、前臂和腕部，下肢骨折常见有髋部、大腿、小腿等。

案例一

13岁的小云是小学六年级的学生，学习成绩不错，懂事乖巧，很受老师、同学喜欢。

某日，小云意外坠楼，她在落地后，首先双脚着地，但巨大的冲击力让脚踝断开，并形成撕裂伤。小云用手撑地，双手随即也断裂，之后造成了其他的伤害。

学校拨打了120救护车，又紧急请来了当地卫生院的医生对小云进行紧急救护。

医生经诊断确认小云四肢骨折断裂，并且左右各有一根肋骨骨折。

案例二

某日下午，某私立学校的体育老师同时给两个班级的学生上体育课，安排学生进行地滚球练习。在练习过程中，某同学与另一同学发生相撞，导致某同学眼、脸部受伤。经临床检查，左眼眶底骨折、左眼下直肌嵌顿，构成轻伤；外伤后能复视，但损伤已达10级伤残程度。

案例三

某中学任课老师让学生自习，自己在教室内批改作业。康某与李某同坐一排，相互开玩笑。康某用圆珠笔戳李某头部，李某用铅笔向康某戳去，刺中康某右眼，致康某右眼外伤，晶状体半脱位，视网膜脱离，眼球穿通伤，经鉴定为7级伤残。

骨折是青少年常见的外伤，多发生在日常生活和体育活动中。骨头折断后，肢体会剧烈疼痛、肿胀变形，无法站立或行走。受伤部位还会出现瘀血斑。

骨折的急救处理很重要，如果处理不当，不仅可加重伤痛，而且会使患者残废，甚至有性命危险。

对骨折患者的处理首先要注意：动作要谨慎、轻柔、稳妥，不要过多搬动受伤的肢体，以免增加病痛。如果严重骨折，患者休克时要注意保暖，这在冬天尤为重要。其次，如果伤口出血，可用纱布等消毒物品或是干净的手帕、衣服等，在伤口处包扎止血。如果四肢大出血，可用止血带或结实的布条扎在伤口靠近心脏的一端，进行止血。止血带扎在衣服外面，时间一般不超过1小时。若时间长时，每隔1小时应放松一次，见到伤口渗血时再扎上。

对骨折肢体进行急救，最重要的是将肢体临时固定，不让受伤肢体继续活动。这样不但可以减轻疼痛，而且可以防止断骨刺伤周围的血管和神经而引起出血，加重病情。固定材料一般就地取材，用木板、树枝、扁担、雨伞等都可以，但长度必须超过折断的骨头。固定时，先在夹板两头垫上棉花或毛巾等松软物品，以免夹伤皮肤；夹板要固定在断骨肢体的一侧，用布条或绷带捆扎住两头，不要绑在骨折的地方。绑扎松紧要适宜。如果找不到任何固定材料，那么，上肢骨折，可将受伤的上肢绑在胸前，下肢骨折，可将受伤的下肢同另一个没有受伤的下肢绑在一起。

骨折患者经过上述简单急救后，应迅速送医院治疗。在搬运过程中，要平稳、轻柔，以防震动和碰撞肢体。尤其是脊柱骨折，搬运时要用硬板，使脊柱保持平直。

骨折时首先应防止休克，注意保暖，止血止痛，然后包扎固定，送医院治疗。

扭伤

当关节活动范围超过正常限度时，附在关节周围的韧带、肌腱、肌肉撕裂而造成。

（1）急性腰扭伤

急性腰扭伤就是人们常说的“闪腰”，常发生于突然提起过重的物体、抬重物时动作不协调、搬重物时突然直腰或姿势不正确等动作时。一般是由于腰部或骶髂部位的肌肉、韧带、筋膜等软组织突然受到牵拉引起的。

急性腰扭伤后可立即出现剧烈疼痛，甚至有腰部断裂感。此时，会使腰部不敢活动，行走困难，严重时甚至卧床时不能翻身。疼痛为持续性的，咳嗽、打喷嚏、腹部用力等诱因都可使疼痛加剧。急性腰扭伤时腰部软组织无肿胀及皮下瘀血，但有明显压痛。

一般来说，腰扭伤的处理方法及原则如下：

◎伤后不要再勉强活动，应仰卧于硬板床上休息。可让患者仰卧在垫得较厚的木床上，腰下垫一个枕头，先冷敷，24 小时后热敷。

◎床上要垫一厚被、腰下垫一软枕，可减轻疼痛和缓解肌肉痉挛，同时可配合其他疗法。较轻时一般 2~3 天可治好，较重时需卧床 2~3 周。

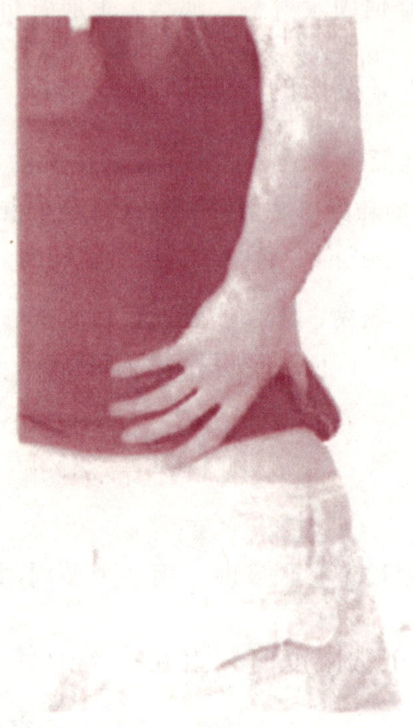

◆腰扭了

◎扭伤当天不要用热敷和推拿，以免局部血管扩张，容易发生渗血和加重水肿。24 小时后局部可用热敷、推拿按摩、针灸或拔火罐治疗等。

（2）关节扭伤

关节扭伤大致包括踝关节、膝关节、腕关节扭伤三种。发生扭伤时，人会感到疼痛难忍，脚不敢着地，严重者局部肿胀，有时皮下渗血出现黑紫瘀斑。

以踝关节扭伤为例说明。

北方人称踝扭伤为“崴脚脖子”，南方人则叫“脚蹩筋”。在高低不平的地面上行走，或下楼梯时不慎踩空，或是跳跃、跑步、滑冰时，很容易引起踝关节突然内翻，而当内翻超过踝关节正常活动范围时，就会发生韧带扭伤、撕脱、断裂，严重者还可能发生骨折。

轻度踝扭伤时，待剧痛过后，可以脚尖作支点，分别按顺时针方向和逆时针方向转动，如此稍加活动后还可行走，但局部疼痛可能还会持续数日，可用伤湿止痛膏贴敷。

扭伤后，将扭伤部位垫高先冷敷，第二天后开始热敷。

重度扭伤时应立即停止行走或劳动，先止血、止痛，并采取以下措施：

第一，制动。可用枕头或被褥将伤脚垫高，用冷水或冰块进行局部冷敷，以减轻疼痛和皮下渗血。伤后 24 小时内不要按摩和推拿伤处，也不要用热水敷或入浴洗澡，否则会加重瘀血肿痛。

第二，固定。使用胶布或绷带可减轻肿胀或疼痛，具体方法：用几条胶布，从内踝关节上 20 厘米左右处，踝关节上下虚空处用软布或棉花垫好，胶布呈叠瓦状排列。同时保持稍微向患侧翻转的位置，再用几条胶布由踝关节向上横向固定，注意胶布两头勿重叠，防止血液回流障碍。或者可在关节周围包一层棉花，外用绷带包扎。

第三，消痛。可用五虎丹或七厘散以茶水或酒调后外敷伤处。

第四，按摩。如扭伤部位肿胀疼痛、皮肤青紫，24 小时后可用陈醋 250 毫升加热后用毛巾蘸敷伤处，每天 2~3 次，每次 10 分钟，也可用按摩或用正骨水、解痉镇痛酊等涂擦，以促进血液循环和渗出液的吸收。

如果伤脚疼痛肿胀严重，出现明显皮下瘀血或内翻畸形时，要考虑是否有骨折，应及时到医院诊治。

第五，“刮痧”。沿扭伤关节向心方向做类似“刮痧”的单向按摩，一是促进淋巴循环，二是静脉血充分回心，目的是使血液迅速流动，对伤部化瘀极为重要。

第六，自我治疗。一般扭伤 24 小时后，很少会再出血，此时的扭伤关节局部活动必须开始，如果不是脚踝扭伤，一定开始做行走运动或慢跑。一是可迅速缓解疼痛；二是促进全身血液大循环可促进局部化瘀；三是防止关节功能退化及周边组织萎缩。

挫伤

挫伤是指在钝重器械打击或外力直接作用下，皮下组织、肌肉、韧带或其他组织受伤，但伤部皮肤完整无损或只有轻微破损，如皮下红肿、瘀血等。

处理方法可同扭伤的处理方法：当伤部为开放性损伤时，首先要对伤处作医学处置，其次是严格控制鱼、海鲜、鸡及红肉的摄入量，目的是防止“酸性食品”造成瘢痕过大等。

脱臼

脱臼是由于直接或间接的力量作用，使关节面脱离了正常的位置。同学们平时运动动作要轻巧，不可乱伸、乱扭。发生脱臼后可以先冷敷，扎上绷带，保持关节固定不动，再请医生矫治。

当复位 24 小时之后，开始尝试慢慢活动，越早越好，可使脱臼关节迅速康复起来。

另外，关节脱臼后期功能康复训练非常重要（建议找康复医生），如果康复不到位，会形成习惯性脱臼。

跌打伤

跌打伤是很常见的，有的受伤部位表皮有些破损，更常见的是皮肤无破损，皮下瘀血青紫，又肿又痛。人们常用红花油、正骨水或其他跌打药酒涂擦及按摩患处，其实这是一种不科学的做法。因为跌打损伤

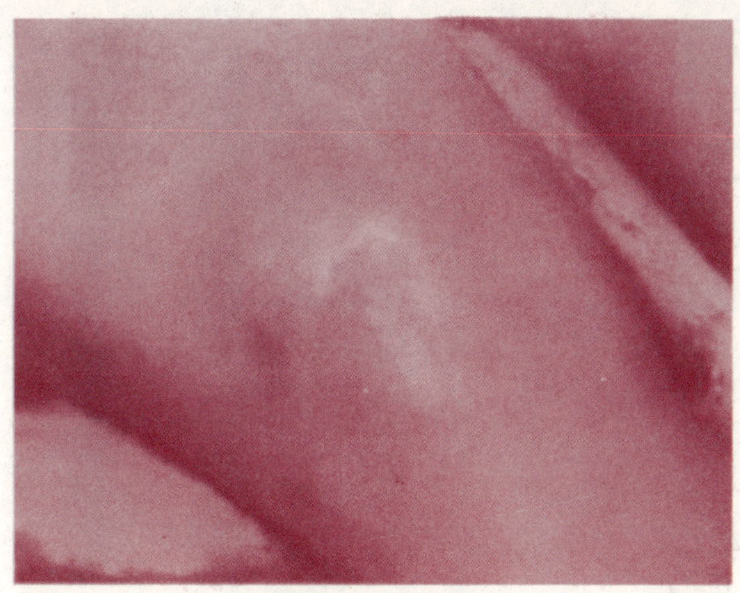

◆膝盖容易受伤

早期组织充血、水肿，马上用跌打药水涂擦及按摩，会因跌打药的活血化瘀作用使局部血管扩张及按摩的机械刺激作用而加重皮下出血和组织水肿。

伤后 24 小时内，只要不破皮，一般不应擦跌打药水。最简单的方法是用冷水毛巾湿敷伤处，也可直接将伤处浸在冷水中 20~30 分钟，可使局部血管收缩，减轻组织水肿，起到止血、消肿、止痛的作用。

要注意冷水湿敷时间一次不要太长，每次 20~30 分钟后应停 15~30 分钟再敷，或者 3~4 小时冷敷 1 次。因冷敷时间过长，血管过度收缩可引起血液循环不良。受伤 24 小时以后可适当应用热敷，擦跌打药水（酒）、红花油等，以促使组织吸收，消退肿胀。

如服用跌打丸等，要遵医嘱。

对未破皮之瘀血肿痛部位的外敷方法有：

◎鲜韭菜 3 份、面粉 1 份，共捣成糊状，敷于患处，每日 2 次。

◎用醋调面粉涂伤处，干后再换，有显著的效果。

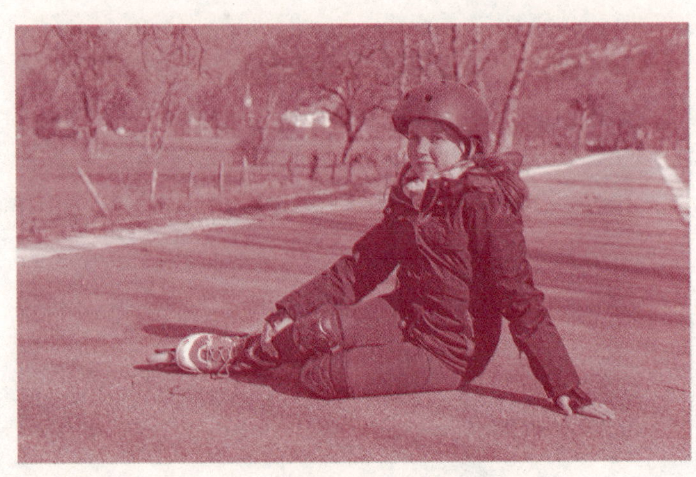

◆跌伤

挤压伤

挤压伤常可见于手、脚被钝性物体如砖头、石块、门面、机器或车辆等暴力挤压所致，也可见于爆炸冲击所致。这些挤压伤常常伤及内脏，造成胃出血、肺及肝脾破裂等。更严重的挤压伤是土方、石块的压埋伤。挤压伤常引起身体一系列的病理改变，甚至引起肾衰竭，称为挤压综合征。根据挤压伤的部位不同和程度轻重，处理的方法也不同。

（1）手指脚趾的挤压伤，可见指（趾）甲下血肿，呈黑紫色；也可为开放性损伤，甚至有指骨骨折。对患者应立即用冷水或冰块冷敷其受伤部位，以减少出血和减轻疼痛。如果指（趾）甲脱落，要保持甲床清洁干燥，防止感染。无论有无指骨骨折都应尽早去医院诊治。

（2）对伤及内脏者，应密切观察有无呼吸困难、脉搏细速、血压下降等情况改变，及时送往医院救治。肢体挤压伤肿胀严重者，要及时行切开减压术，以保证肢体的血液循环，防止肢体坏死。

（3）严重挤压伤发生挤压综合征的患者，主要表现为肾衰竭的临床症状，其后果比一般挤压伤要严重得多。对这样的患者者，唯一的办法是迅速、平稳、安全地送往医院抢救。

（4）有的挤压伤将指（趾）切断（如手扶门、窗或汽车门框时，因门、窗等被猛力关闭，而使手指被切断），在紧急救治、止血包扎的同时，应将断下来的手指（脚）趾用干净布包好（如用冰瓶、冰块降温最好），连同患者速送医院救治与进行断指（趾）再植手术，千万不要丢弃血肉模糊的指（趾）断体，更不要将断体用水洗和用任何消毒药液浸泡

皮肤擦伤

擦伤是皮肤表面被粗糙物擦破的损伤，最常见的是手掌、肘部、膝盖、小腿的皮肤擦伤。擦伤后可见表皮破损，创面呈现苍白色，并有许多小出血点和组织液渗出。由于真皮含有丰富的神经末梢，损伤后往往十分疼痛，但表皮细胞的再生能力很强，如伤口无感染则愈合很快，并可不留瘢痕。

发生皮肤擦伤后，可视情况采取治疗措施。

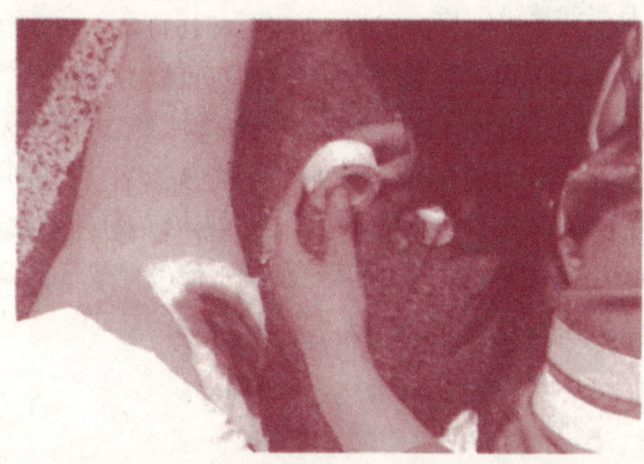

◆包扎伤口

（1）轻度擦伤

伤口干净者一般只要涂上紫药水即可自愈。

（2）重度擦伤

首先需要止血，可采取冷敷法、抬高肢体法、绷带加压包扎法、手指直接点压止血法。

受伤后创面的处理方法如下：

第一，清创。由于擦伤表面常常沾有一些泥灰及其他脏物，所以清洗创面是防止伤口感染的关键步骤。可用淡盐水,没有条件也可用自来水、井水。边冲边用干净棉球擦洗，将泥灰等脏物洗去。

第二，消毒。有条件时可用碘酒、酒精棉球消毒伤口周围，沿伤口边缘向外擦拭，注意不要把碘酒、酒精涂入伤口内，否则会引起强烈的刺激痛。

第三，上药。可在创面上涂一点红药水，此药有防腐作用且刺激性较小，但要注意不宜与碘酊同用，因两者可生成碘化汞，对皮肤有腐蚀作用。如果是汞过敏，要忌用。新鲜伤口不宜涂紫药水，此药虽杀菌力较强，但有较强的收敛作用，涂后创面易形成硬痂，而痂下组织渗出液存积，反而易引起感染。

第四，包扎。用消毒纱布或清洁布块包扎伤口，小伤口也可不包扎，但都要注意保持创面清洁干燥，创面结痂前尽可能不要着水。

第五，感染创面处理。如果创面发生感染，可用淡盐水先将伤口洗净再涂以紫药水；或用大蒜捣烂取汁，取大蒜汁 1 份，加冷开水 3~4 份，冲洗化脓伤口；必要时还可将大蒜汁稀释 1 倍后湿敷，但蒜对皮肤有一定的刺激性。

割破手指

同学们在美劳课，或是帮父母做家务时，割破手指是常见的事，多为剪刀、切菜用的刀、水果刀、镰刀或玻璃等带刃的或有锋利边角的物品切割致伤。这种伤口创缘较整齐，但由于手部血管很丰富，割破后往往出血较多。

一般来说，可以采取以下几点自救处理：

第一，首先应迅速止血，用健手使劲捏住受伤手指根部的两侧，几分钟后伤指可自动停止出血。

第二，清洁伤口，可用凉开水冲洗或直接在自来水下冲洗，有油泥、污垢的伤口应用棉花或海绵沾肥皂液将污物洗去。

第三，小而浅的伤口可涂些红药水，也可将创可贴贴于伤口处；如伤口仍有渗血，可外敷云南白药等，再用干净纱布或手绢包扎。如仍出血，应去医院诊治。

第四，伤后1周内尽量保持伤口清洁干燥。为防止感染，做家务后应将手洗净，并在伤口处涂些碘酒消毒。

木刺、鱼刺扎伤

在日常生活中，手被木刺或鱼刺等细小尖锐物品扎伤是常见的。如果手扎进了刺儿，首先要尽早将刺挑出来。如果刺儿较长，有一部分露在皮肤外面，可用小镊子顺刺入的方向，轻轻地将它拔出，注意不要拔断。

然后用碘酒、酒精局部消毒一下即可。如果刺扎得较深或全部扎入皮肉里，那就要想办法将刺挑出。可用碘酒或酒精将扎刺部位的皮肤消毒一下，将细缝衣针用碘酒、酒精涂擦消毒后，看准刺扎入的地方（在放大镜下看会更清楚些），小心地将刺挑出，尽量减少周围组织的损伤。在手指上用针挑刺很痛，可请别人帮忙，用手使劲捏住伤指的根部，可减少一点疼痛和出血。如刺扎得太深或扎入指甲下，则需请医生局部麻醉后再挑刺。刺挑出后应立即用碘酒或酒精再消毒一下，并用消毒纱布包扎手指，不要让患处沾水，一般 3~5 天可自愈。

烧烫伤

热力烧（烫）伤的伤因可分两类：

一为火焰烧伤，如炉火、山火、林火、房子失火、易燃物爆炸（煤气、汽油、煤油）等引起的烧伤；二为烫伤，如开水、热汤、热油、蒸汽等的烫伤。

烧（烫）伤一般分为三度：

I 度：表皮受伤，局部发红、肿胀、疼痛、表面较干而无水泡。

Ⅱ度：表皮全层坏死，局部红肿、疼痛剧烈、有明显水泡；如伤面愈合，会留有轻度瘢痕。

Ⅲ度：表皮全层以及皮下组织、肌肉、骨骼均损伤，局部疼痛消失，组织呈黑色焦痂，不起水泡。如伤面愈合，留下瘢痕或造成残废。

烧（烫）伤的急救原则为：立即除去或脱离热源，迅速扑灭火焰或燃烧物，快速进行清洁与包扎，尽快送医院救治。

舌外伤

舌外伤是导致舌明显出血的主要原因。舌外伤中，自我咬伤舌出血较多见，如日常生活或交通事故中的撞伤、坠落、跌倒，可造成舌外伤；在牙体治疗或拔牙等口腔科治疗中，因器械使用不慎，损及舌和口腔黏膜，也可致舌外伤。舌外伤除出血外，还有疼痛。如处理不当，时间长了，会出现舌体肿胀。常见的治疗方法如下：

◎轻、小而浅的舌外伤，局部涂 1% 龙胆紫或用复方硼砂水含漱，一般 2~3 天即可恢复正常。

◎较重而出血明显的舌外伤，应坐下，头前倾朝向伤侧，让血从口

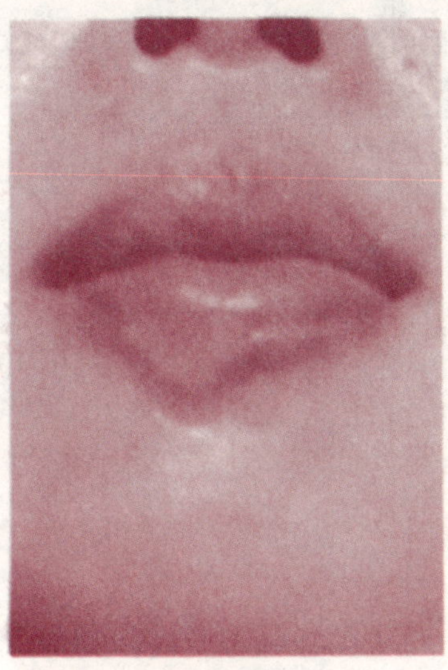

◆烫伤

中流出或吐出，不要吞下，以免引起呕吐。还可用直接加压法止血，即用干净毛巾、手帕或纱布1块，放在舌头伤口上，用拇、食指对着压住。一般压10~20分钟即能止血。

◎舌外伤出血止住后，1~2天内不漱口，12小时内不喝热水，以防血块脱落后再出血。

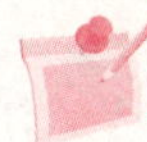

健康安全贴士

对青少年来说，当自己或是发现他人出现意外损伤时，不妨采取以下处理措施，

（1）妥善处理伤口

开放性伤口的处理除应及时恰当地止血外，还应立即用消毒纱布或干净布包扎伤口，以防伤口继续被污染。伤口表面的异物要取掉，外露的骨折端切勿推入伤口，以免污染深层组织。有条件者，最好用高锰酸钾等消毒液冲洗伤口后，再行包扎与固定。

（2）简单而有效的固定

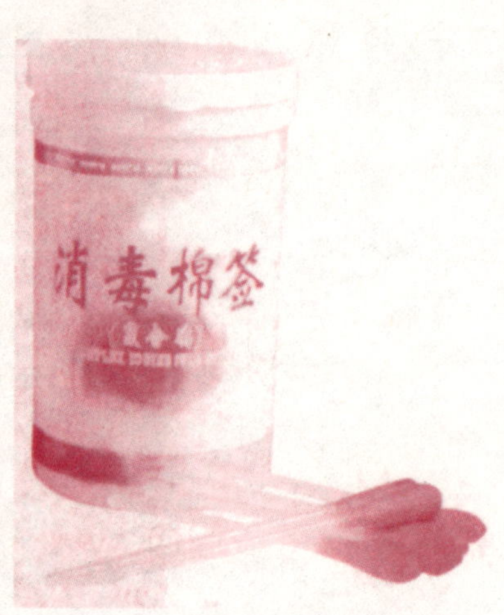

◆消毒棉签

现场急救时及时正确地固定断肢，可减少患者的疼痛及周围组织继续损伤，同时也便于患者的搬运和转送。但急救时的固定是暂时的。因此，应力求简单而有效，不要求对骨折准确复位；开放性骨折有骨端外露者更不宜复位而应原位固定。急救现场可就地取材，如木棍、板条、树枝、手杖或硬纸板等都可作为固定器材，其长短以固定住骨折处上下两个关节为准。如找不到固定的硬物，也可用布带直接将伤肢绑在身上，骨折的上肢可固定在胸壁上，使前臂悬于胸前；骨折的下肢可同健肢固定在一起。

（3）迅速安全转运

经以上现场救护后，应将患者迅速、安全地转运到医院进一步救治。转运途中要注意动作轻稳，防止震动和碰坏伤肢，以减少伤者的疼痛；注意其保暖和适当的体位，使昏迷者保持呼吸道通畅。在搬运伤者时，对脊柱骨折者尤其要注意正确的搬运方法，应由2~3人一起用力将伤者平托到硬板床上或翻滚到硬板上，使之采取仰卧或俯卧位，并一定要保持其脊柱平直，切忌使其颈部或躯干前屈或扭转。

出血症状的处理

外伤性出血

外伤性出血可分为外出血和内出血两种。血液从伤口流向体外的称为外出血，常见于刀割伤、刺伤、枪弹伤和辗压伤等。若皮肤没有伤口，血液由破裂的血管流到组织、脏器或体腔内，称为内出血。引起内出血的原因远较外出血复杂，处理也较困难，多需去医院救治。

救治外伤性外出血，一般采用压迫与填塞止血法，外出血种类不同，止血方法也不同。

（1）毛细血管出血

血液从创面或创口四周渗出，出血量少、色红，找不到明显的出血点，危险性小。这种出血常能自行停止。通常用碘酊和酒精消毒伤口周围皮肤后，在伤口上盖上消毒纱布或干净的手帕、布片，扎紧就可止血。

（2）静脉出血

暗红色的血液缓慢不断地从伤口流出，其后由于局部血管收缩，血流逐渐减慢，危险性也较小。止血的方法和毛细血管出血基本相同。抬高患肢可以减少出血，如在出血部位放上几层消毒纱布或干净手帕等，加压包扎即可达到止血的目的。

（3）骨髓出血

血液颜色暗红，可伴有骨折碎片，血中浮有脂肪油滴，可用敷料或干净多层手帕等填塞止血。

（4）动脉出血

血液随心脏搏动而喷射涌出，来势较猛，颜色鲜红，出血量多，速度快，危险性大。动脉出血急救，一般用间接指压法止血，即在出血动脉的近端，用拇指和其余手指压在骨面上，予以止血。在动脉的走向中，最易压住的部位叫压迫点，止血时要熟悉主要动脉的压迫点。这种方法简单易行，但因手指容易疲劳，不能持久，所以只能是一种临时急救止血手段，而必须尽快换用其他方法。

（5）跌打损伤出血

取油菜籽半杯，研成细末，用鸡蛋清 3 个调匀，敷扎患处；将棉花放在鸡蛋清内浸透，取出贴在伤处。

鼻出血

鼻出血是鼻部受外力撞击而出血，又称“鼻衄”。鼻黏膜的血管丰富，位置浅表，外伤或有局部炎症时，容易引起出血。

鼻出血的原因一般有局部性和全身性两方面。局部原因如鼻外伤、鼻腔异物、鼻中隔偏曲、鼻腔和鼻窦的炎症或肿瘤等；全身性的原因包括高热、高血压及动脉硬化、血液病、心脏病、肝脏病、尿毒症等，其中以高热和高血压引起的多见。鼻出血多发生于一侧鼻孔。出血量少的，仅鼻涕中带有血丝；量多时，由一侧前鼻孔涌出或两侧鼻孔同时流出，甚至还从口中吐出。如失血过多，会出现脸色苍白，出冷汗、脉搏快而弱和血压降低等休克症状。

发生了鼻出血，应坐下，头后仰，暂时用口呼吸。鼻孔用纱布塞住，并用冷毛巾敷在前额和鼻梁上，一般即可止血。同时要保持镇静。因为精神紧张，常会使血压增高而加剧出血，对高血压引起鼻出血的患者尤其要注意这一点。

局部处理主要是压迫止血，处理步骤取决于出血部位和程度。

◎让患者用拇指及食指紧捏两侧鼻翼，5~10 分钟可使出血停止。

◎如出血不止，可将干净的棉球，明胶海绵、软布等塞入其鼻腔，压迫止血。

◎如仍出血不止，则可将蘸有止血粉、1%麻黄素、19%肾上腺素的干棉球或止血海绵等塞入其鼻腔，以收敛止血。在进行以上三方面处理的同时，还可在其额部、鼻部、颈部或枕部敷以冷水毛巾或冰袋，并反复更换，以便促使其血管收缩，减少流血。

◎如反复出血或出血量很多，则需先清洁鼻腔积血，尽可能找到出血部位，然后用消毒的凡士林油纱条充填压在出血部位。油纱条在鼻腔内可以留置24~72小时。当鼻出血确已止住，可再过适当时间，将油纱布抽出。如24~72小时后仍出血不止，应速送医院治疗。

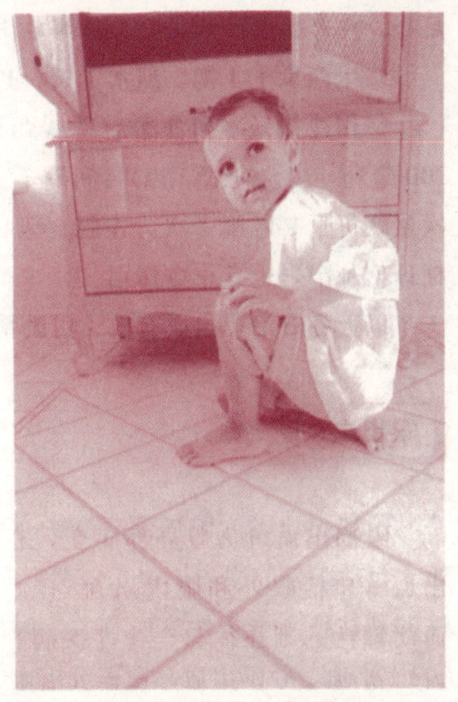

◆独自玩时要小心磕碰

如用上述方法鼻出血仍不止，以致出现休克时，则应平卧，头侧向一方，以防止血液流入咽部，引起恶心，加重出血。同时用手指按压人中、涌泉穴抢救，并及时去附近医院救治。

还可尝试以下偏方疗法：

◎大蒜去皮捣烂，做成五分硬币大的小饼，再在患者足心涂一层植物油，在相当于涌泉穴的位置敷上蒜饼，待鼻孔出血止住后要将蒜饼除去，不可贴敷过久，以防起泡。

◎韭菜洗净捣烂取汁，放水内炖熟，每次服1酒杯，最多2~3次可止鼻血。

◎带须大葱10根，洗净捣如泥，左鼻出血敷右足心，右鼻出血敷左足心，两鼻出血贴两足心，多半在 10 分钟左右止血。

◎生西瓜子 1 把，煎水 1 碗，1 次服下。

◎用冷盐开水和食醋治疗鼻出血，效果良好。先服冷盐开水 1 碗约 300 毫升(内含食盐 5 克),间隔 2~3 分钟再服食醋 200 毫升,以上为 1 次量,可早晚各服 1 次,连服 3 天,对流鼻血不止的人有良效。米醋浸棉球塞鼻中,也有止血作用。

以上各方治鼻出血有效，可酌情选用。

眼出血

眼部出血可为眼局部病变，亦可为全身疾病在眼部的表现，眼部出血（包括眼外和眼内出血），原因不外是由外伤或病理性所造成，而病理性的则往往与全身性疾病有关。眼出血包括眼睑出血、结膜出血、角膜（内）出血、眼眶出血、视神经出血、前房出血、玻璃体出血、虹膜出血、睫状体出血、脉络膜出血、视网膜出血等。因出血部位和性质不同，可出现视力障碍、复视、疼痛、羞明等不同症状。治疗方法除病因治疗外，主要是使用各种药物止血，并促进出血吸收。

◎当眼部出血时，应尽量减少用眼或不用眼，以减少出血。必要时，可戴上眼罩或有色镜，患者应安静、闭目休息。

◎湿热（冷）敷，出血初期，可用冷水毛巾或冰袋冷敷，以收缩血管，减少出血。眼出血停止后，可用热水毛巾或热水袋热敷，以促进眼部血液循环，使局部血块尽快被吸收。

再用凡士林或消炎眼药膏涂在眼睑皮肤上，并闭目。然后用小毛巾浸于 70℃ ~80℃的热水内，拧干后折叠起来，衬两层干纱布，敷在眼部。毛巾要每 3~4 分钟更换 1 次，以确保一定温度。每日敷眼 3 次，每次 15~20 分钟。

◎用花生米 50 克煮食，每日 3 次。

◎如眼出血不止，应送医院诊治。

耳出血

耳出血常发生于耳鼓膜穿孔或颅底骨折时。鼓膜是一片具有一定韧性的薄膜，位于外耳道深部，是人体声音传导系统的重要组成部分。鼓膜易受直接损伤或间接冲击而破裂。直接损伤多见于掏耳朵或取异物时将镊子、发卡或火柴梗等伸入外耳道过深，以致刺破了鼓膜。间接冲击多见于爆破时的声波击破鼓膜所致；亦可因跳水、拳击耳部或滑冰时突然跌倒而使鼓膜被震破。当头部外伤造成颅底骨折时，也可伤及鼓膜使之破裂。鼓膜一旦破裂，耳内突然感到剧痛，继之耳鸣、耳聋，有少量血从外耳道流出，严重时伴有眩晕、恶心、呕吐等。

耳镜检查时，可见外耳道有血迹，鼓膜有不规则的穿孔。疑有鼓膜破裂的患者，应尽快送医院检查治疗。

治疗与注意事项：

（1）如果意识清楚，可让他保持侧卧姿势，头倾向出血侧，让血水或脑脊液流出。

（2）不要随便往耳朵里滴药或冲洗外耳道，以免不慎将细菌带入中耳，引起中耳炎。在医生未诊治前，如外耳道口处有泥土或异物，可用70%酒精棉球擦去泥土，并小心地用干净镊子取出异物。经医生确诊为鼓膜破裂后，每天需用牙签卷上少量脱脂棉，再蘸70%酒精或60° 白酒轻轻擦拭外耳道1~2次，然后用消毒棉球轻轻堵住外耳道口，防止灰尘进入。

（3）当颅底骨折引起鼓膜破裂时，可能会从外耳道流出清亮的或血性的液体，这种液体就是脑脊液，临床上叫作外伤性脑脊液耳漏。此时，不要用堵塞外耳道的方法止血，否则会给中耳道造成压力，还可能造成逆行感染，使细菌进入颅内，带来更大的危害。应立即送医院，进行专科治疗。

（4）耳鼓膜破裂时，注意洗脸、洗头、洗澡时，不要将水灌进外耳道，同时应尽量做到不擤或少擤鼻涕，以免气体和鼻涕经咽鼓管进入鼓室，引起中耳炎。外伤性鼓膜破裂只要及时妥善处理，就能避免感染，在大多数情况下鼓膜破裂能自行愈合。

（5）一般外伤性耳出血，可内服止血粉或三七、云南白药，以及尝试用治疗鼻出血的偏方止血。严重耳出血者应速送医院治疗。若伤后 3 个月鼓膜破裂仍未愈合，可去医院做鼓膜修复手术，使之恢复听力。

牙龈出血

牙龈出血是牙周疾病和全身疾病在牙龈组织上常发生的一个症状。牙周疾病有牙龈炎、牙周炎、牙龈毛细血管瘤、牙龈癌等；全身性疾病有各种血液病、与内分泌有关的一些妇科病，较少见的还有维生素 C 缺乏症、遗传性毛细血管扩张症、高热性疾病等。

全身性牙龈出血应针对有关疾病的病因加以治疗，下面只介绍由局部原因引起的牙龈出血的简易疗法。

应针对不同的原因防治牙龈炎、牙周病等的牙龈出血，只要注意口腔卫生，勤于刷牙漱口，除去牙结石和不良假牙嵌补物的刺激，消除菌斑和重新涮整不适合的假牙、固定松动的牙齿，调整各个牙齿的咬合关系．就可治愈牙龈出血。

牙周炎的其他治疗方法：

◎每日三餐后用软毛牙刷轻轻刷牙，做到两个“3”，即每日 3 次，每次刷 3 分钟并要求竖刷，或饭后用温淡盐开水漱口。

◎生西瓜籽 50~100 克，水煎服，能治疗牙龈出血。

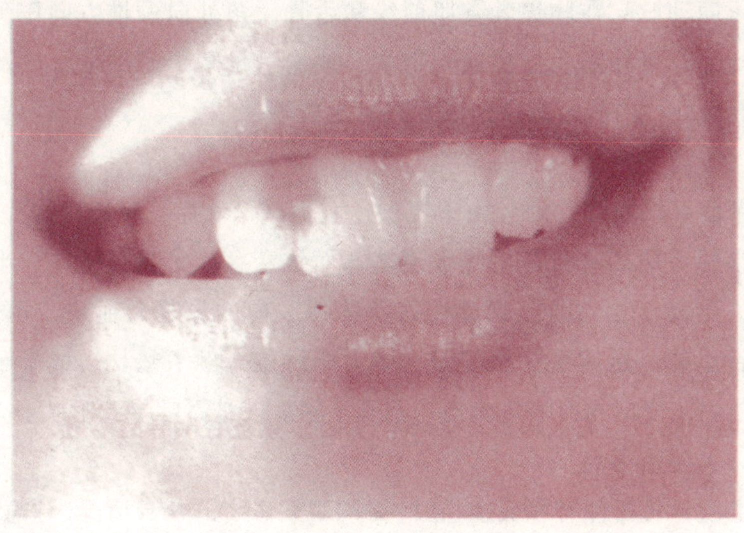

◆牙龈出血

口腔出血

口腔颌面部损，是口腔明显出血的主要原因。在日常生活中，口腔颌面部外伤是比较常见的。口腔颌面部损伤，以下颌骨骨折最为常见，还包括上颌骨骨折、牙槽骨骨折、牙损伤、舌损伤、口腔颌面部软组织损伤等。

口腔颌面部因与颅脑、五官、呼吸道相邻，再加上口腔颌面部血运丰富，受伤后流血较多，故损伤后及时救治是非常重要的。一般治疗方法如下：

（1）止血

颌面部受伤后易出血，严重时可引起失血性休克，应及时抢救。小静脉或毛细血管渗血可用干净手帕、消毒纱布填塞后用拇、食指加压止血，但要注意，不要妨碍呼吸道通畅。大出血用一般止血方法无效时，可指压供血动脉的近心端于骨面上止血。如在耳屏前可压颞浅动脉，嚼肌前缘可压面动脉，在胸锁乳突肌前缘和舌骨大角处向颈椎方向压颈外动脉等。此外，可外用止血散或刘寄奴、地榆适量晒干研细末，以及姜炭末研细敷伤处；内服云南白药或复方三七粉等。

（2）防止窒息

颌面部严重损伤时，由于泥土、血块、碎骨片、碎牙异物、舌后坠、组织水肿等原因，可产生呼吸道堵塞而致窒息。尤其在昏迷、半昏迷状态下，更易产生。故应立即彻底清除口腔内的异物及血块，迅速止血。防止舌后坠。迅速送往医院时，应为俯卧位，额下垫枕，或平卧位，头偏向伤侧，使口内血液等流出，不至于因血液被吞咽导致呕吐。

（3）防治休克

上颌骨骨折伴有颅底损伤时，必须观察患者的全身情况，注意其瞳孔、神态、脉搏、呼吸、血压及神经反射有无异常改变，耳鼻有无血液或脑脊液流出等，必要时应针对休克作相应的处理，如打止血针、服止痛药并注意保暖等。

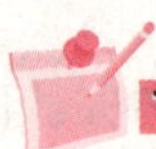

健康安全贴士

绷带的包扎方法一般为：

◎环行包扎，适用于额部、手腕和小腿下部粗细均匀的部位。

◎螺旋形包扎，适用于肢体粗细相差不多的部位，如上臂、大腿下段和手指。

◎转折包扎，适用于包扎前臂、大腿和小腿等粗细相差较大的部位。

◎“8”字形包扎，适用于关节部位包扎。

◎大悬臂带，适用于上肢损伤，但锁骨和肱骨骨折不能用。

◎小悬臂带，适用于锁骨和肱骨骨折。

常见不适的防治

人在运动中，由于运动量、运动时间、运动强度等诸多不合适因素，以及由于自身身体状况、气候等因素的不适宜，均可能在运动中产生一系列的不适反应。

归纳起来，在运动过程中容易出现的不适生理反应主要有肌肉酸痛、肌肉痉挛、腹痛、昏倒等几种。

肌肉酸痛

人体运动的实质就是肌肉运动。在一个简单的挥手动作中就有数以百计的肌纤维参与了收缩和放松。在一次身体锻炼中就有数万根肌纤维参加了数万次的紧张与放松。当肌肉由于疲劳而产生酸痛时并没有什么可怕。这是一种必然的生理反应。肌肉的放松与收缩有赖于能量的供应。由于缺乏锻炼而使肌肉中的毛细血管数量少，以及肌肉中肌糖原的含量偏低，都会致使肌肉产生疲劳。参加体育练习本身也是减少肌肉酸痛的方法之一。

参加体育练习时，要预防肌肉酸痛，应注意以下几方面：

◎根据自身身体情况合理安排运动强度、运动时间、运动负荷宜由小到大，循序渐进。

◎充分活动主要练习部位的肌肉。促使该部位肌肉充分放松，有利于各部位的肌肉协调工作，避免肌肉工作不协调而产生疲劳或损伤。

◎练习中应避免局部肌肉长时间负荷，应交替进行各种练习。

◎练习后应充分放松按摩，并进行肌肉的拉伸练习（扩胸、压腿等）。

产生肌肉酸痛后，可进行热敷、按摩，从而加快局部血液循环，促进新陈代谢。此外可以在清晨空腹喝一杯温白开水，也可以达到加快新陈代谢、减少疲劳和酸痛的目的。另外在饮食上应该多吃含维生素C的食物或口服维生素C，因为维生素C可以促进结缔组织中胶原合成，有利于加速受损组织的修复，从而达到减轻酸痛的效果。

肌肉痉挛

肌肉痉挛俗称“抽筋”。它是由于局部肌肉长时间超负荷工作以及由于肌肉过快连续收缩而破坏了肌肉收缩和放松的协调关系所造成的。在练习中要尽量避免局部练习负荷过重，应该进行双肢上下、左右的交替练习。此外，有时肌肉的痉挛同气温、情绪也有密切关系。因此，在练习中特别是在寒冷的冬季进行户外练习时，应注意保暖，心情也应放松。

如果已经发生抽筋，应尽快对其进行牵引。在实际练习中，易发生抽筋的部位主要是小腿的腓肠肌，即俗称的“小腿抽筋”。此时应尽快将痉挛者平放在地上，抬高已发生痉挛的腿并用双手按住脚掌、脚趾部位，用力向里压，做足的背伸练习，从而达到缓解的目的。

腹痛

出现运动性腹痛的原因有很多，主要原因：一是运动时呼吸频率跟不上运动节奏，造成呼吸节奏紊乱，膈肌活动异常；二是运动前饮水过多；三是肝、脾有轻微损伤。

预防腹痛应针对其产生的主要原因进行有效的防范。在运动前，特别是在大运动量（如打篮球、长跑等运动）前应少量饮水，从而避免由于大量饮水而造成胃肠痉挛引起的腹痛。此外。应重视准备活动。在充分活动后，调动起内脏器官与肌肉的协调工作能力，避免腹痛的出现。

若腹痛已经出现，应根据其产生的类型加以处理。若腹痛是由于准备活动不充分造成的，此时可以在运动中调整运动强度，如在长跑时可以放松一下，适当减慢速度，使呼吸频率能够适应运动的节奏。若产生的原因是由于吃得过多或饮水过多而引起的胃肠痉挛，要立即停止运动，避免发生胃穿孔。若产生腹痛的原因是由于肝、脾的破损，应立即去医院就诊，以便得到及时治疗。

昏倒

也称运动性昏厥。在运动过程中由于血液基本上集中到了人体的四肢，因而脑部供血不足等原因就有可能造成短时性的知觉丧失。此外，中暑以及运动性贫血都有可能产生运动性的昏倒。要注意避免在高温状况下长时间的运动。要保持营养摄入的均衡，特别不能在饥饿疲劳的状况下参加体育锻炼。在运动后千万不可以立即停止运动或坐下，应多走动，从而促使血液回流至脑部。

应帮昏倒者平躺，足部要高于头部，这样可以促进血液回流到脑部，避免血液流向四肢。同时，用指压人中等穴位。若在昏倒的同时还伴有呕吐现象，应让其侧卧（千万不可以平卧）以免呕吐物堵塞呼吸道，其次，对于停止呼吸者，一定要进行人工呼吸。同时应立即拨打 120 急救电话或紧急送到医院进行抢救。

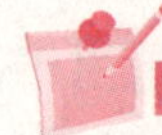

健康安全贴士

运动之后如何防止肌肉酸痛：

◎锻炼要合理安排，经过一段时间有规律的锻炼后，肌肉酸痛会有减轻。

◎热水泡或者擦油剂。肌肉酸痛的地方可以试着用热毛巾敷一下，或者擦些缓解疼痛的药品。

◎牵伸肌肉也可以适当缓解肌肉的酸痛。

意外重症的处理

夏天突然中暑

炎热的夏天，人如果长时间在烈日下曝晒，或在高温条件下劳动、运动，或在闷热、潮湿、不通风的情况下学习工作，又没有采取相应的措施，导致大量出汗后没有及时补充水分和盐，人体内剩余的热量无法散发出去，热量在体内越积越多，就会发生中暑。

中暑又叫热射病，是一种会使体内失盐、血液浓缩、黏稠度增加，以致皮肤与肌肉内血管扩张引起血压下降、脑部缺血的病征。较轻时数小时恢复，重时可能死亡。

中暑常有先兆，在睡眠不足、过度疲劳、过量饮酒，或在高温环境下劳动一定时间后，有大量出汗、口渴、头昏、耳鸣、胸闷、心慌、恶心、四肢无力等症状出现。这时体温略高（在38℃之内）、脉搏充实而稍快。这些是中暑的先兆，如立即停止作业，移至阴凉处休息，喝些冷饮或盐糖水，上述症状会很快消失。如继续在高热环境下劳作，又未采取任何救治措施，这时患者可能很快进入中度中暑期。其症状除上述已出现的先兆病征外，体温将升至39℃以上，患者面色潮红，皮肤灼热，呼吸急促并出现呕吐、烦躁和抽风。此时若采取紧急救治措施，如冷敷头部，温水擦身，给予冷饮或盐糖水（果汁或十滴水15~20滴）、移至阴凉与通风处休息等，症状可立即好转，甚或很快自愈。否则，有可能使病情发展，很快进入重度中暑期。重度中暑，除具有上述中暑症状外，其体温多高达40℃以上、呼吸急促而浅，脉搏快而变细，神志不清，烦躁谵妄（滚动说胡话），腿部抽筋，腹痛剧呕，瞳孔缩小，皮肤灼热无汗，很快进入昏迷、大小便失禁。如救治不及时，很可能中暑死亡。

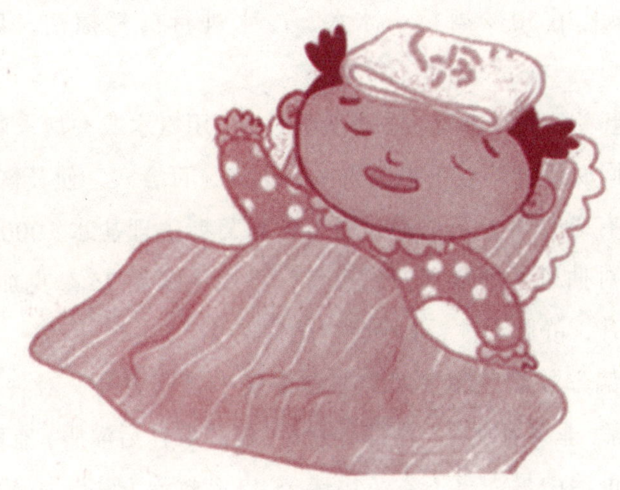

◆中暑

中暑的紧急救治与预防：

（1）先兆中暑和中度中暑

第一，先令患者脱离高温作业环境，到阴凉、安静处休息，给患者喝些饮料，如冷盐糖水、菊花水、茶水、果汁饮料等，可能时给患者服十滴水、人丹、藿香正气水等解暑药。

第二，症状较重但尚无严重危险、神志清醒时，可在头、颈、腋下和腹沟处放置冰袋降温；有条件者可开电扇、于室内放冰块，或在空调室内降温（使室温保持在22℃~25℃）；或者在冷水内浸泡（水温在15℃~16℃），采取坐卧位，头露出水面，要固定体位，按摩胸、腹、肢体，以利皮肤散热。待体温达37.5℃时可停止冷水浸浴。

（2）重度中暑

除采用先兆中暑和中度中暑救治原则外，应采用以下紧急救治措施：

第一，凡面部发红的患者可将其头部垫高，对面部苍白的患者则要使其头部放低，以保证脑部供血。同时解开患者领扣、腰带，头部用冷敷或身上用50%酒精、冰水、冷水进行反复擦浴，以促其尽快散热。

第二，患者已失去知觉、昏迷不醒时，可用氨水或香烟末刺激其鼻孔，促其苏醒，同时用针刺或手掐其人中、十宣、百会穴，使其恢复知觉。

第三，有条件时，可静脉滴注5%葡萄糖生理盐水1000毫升，1小时内输完；对抽风、烦躁不安的患者，可用冬眠灵25毫克加5%葡萄糖盐水250毫升，静脉滴注，1小时内输完。

第四，偏方救治。除参照先兆和中度中暑用方外，对昏迷患者，可用鲜姜、大蒜、韭菜各适量，洗净，去皮，捣碎取汁后灌服，有解表、温中、兴奋作用，可治中暑人事不省（昏迷）。以上救治方法，如不见效，应速送医院抢救，不可延误时间。在护送途中，应始终注意降温。

（3）预防中暑的方法

第一，长时间在烈日下劳作时，要注意戴草帽等遮阳措施，并注意定时休息和保证茶水供应；出汗多时多喝些果汁、糖盐水或稍加点盐的白开水，以保证身体水电解质平衡。

第二，室内应设法通风降温。盛夏炎热季节，老年人、体弱多病者、产妇与婴儿尤其要注意室内通风、降温。

第三，必要时可服些消暑与防中暑偏方，如用西瓜盅清暑降热。即准备西瓜 1 个，鸡瘦肉、火腿、莲子、龙眼、胡桃仁、杏仁、松子各适量。先将西瓜切开，小块为盖，大块为盅；再将西瓜盅中瓜瓤掏空，填入鸡瘦肉等用料后，盖好封好，隔水蒸熟。1 次食用 2~3 食匙，每日 3 次，有消暑、解热、止渴、生津、利便之效。

落水

你可能会亲眼看见一个小伙伴掉进水里去了，他正在挣扎着，如果你不会游泳，千万不能像电视里的英雄们那样奋不顾身地去救人，因为你自己不会游泳，下水去又怎么能救他呢？即使你“游”到他身边了，落水的人也会惊恐得死死地抓住你不放，结果是你俩一起溺水。当遇到有人落水时，你应该马上大声呼救，叫过路的大人去救你的小伙伴。如果周围没人，要迅速去最近的地方找人来救。如果周围没有人家，去找人来救已经来不及了，你要迅速在周围找可以救人的东西，一条长绳子、一块大模板、一个救生圈，或者一根长竹竿扔到落水的人身边，让他抓住东西，你可以抓住绳子或者竹竿的另一头把他拖回岸边。

如果你会游泳且会救生的话，你就可以尽全力去救你的小伙伴，游近他身边，不要让他抓住你的双腿。你应一手托住他的腰或者用胳膊夹住他的头，另一手拍打水面，向着岸边游去。

将落水的人救回岸边之后，如果他已经喝了很多水，肚子胀鼓鼓的，嘴已经发紫了，你要赶紧让他头朝下，拍打他的背部，让他把水吐出来。

如果落水的人已经昏迷了，面色苍白，嘴也发白了，你要紧紧按住他的人中穴。如果他还是不醒，立刻对着嘴给他做人工呼吸。同时拨打

120急救电话，或者找来大人将落水者送进最近的医院进行抢救。

发生车祸

出行乘车，有时会因路况、司机疏忽大意、违章行车等原因遭遇意外，这就需要懂得发生车祸时的伤害处理和救援知识。

案例

学校组织学生到郊区参加田野生态游活动。下午，在返回学校的路上，其中一辆满载学生的校车行驶至十字路口时，一辆载着钢筋的货车突然拦腰撞上载学生的车，事故发生了。载学生的车眼看就要侧翻，司机猛打方向盘，车子飞过绿化带，冲进非机动车道，撞上路边的路基才停下。

载学生的车停下后，右侧车窗多块玻璃全部破碎，车内血迹斑斑。在人行道上，撒落大量受伤学生擦拭血迹的纸巾。而拉载钢筋的货车，车头损毁、变形严重。

现场非常乱，学生从车里爬出，头脸都是血，哭声一片。

班主任在事发后，立即让带有手机的学生给家长打电话，自己则忙着给受伤的学生止血。民警、120急救人员来得很快，受伤的学生迅速被送到医院。

发生车祸后，头部由于受外力打击或碰撞到坚硬物体，很容易患脑震荡。

轻度脑震荡的患者，在安静卧床休息一两天后，可在一星期后参加适当的活动。中、重度的脑震荡患者要保持绝对安静，仰卧在平坦的地方，注意保暖并及时送医院治疗。

家里有人得了急病

同学们的家人如果得了疾病，一定不能惊慌失措，而是要保持冷静。因为，此时只有你可以充当患者的救星。你应当尽可能地帮助患者脱离危险。

首先，应尽快拨打120急救电话，然后给自己的父母打电话。如果情况紧急，也可先找邻居帮忙。

其次,如果知道如何紧急救护,不妨先动手做初步处理。比如,掐人中，进行人工呼吸、服药等。动作要迅速，要尽量利用手边能够利用的东西，防止病情恶化。

在进行急救时应注意：

第一，使患者平躺，找出他的伤处，查看伤势。但要小心不能进行过于激烈的移动，以免伤势恶化。如果患者严重昏迷，应该让他平躺，头部比脚低；如果患者呕吐或半昏迷，应让他侧卧，头歪向一边，位置比脚低，免得呕吐物倒流入肺部或支气管，导致死亡。如果患者呼吸困难，应让他半坐半卧，并解除身上一切紧身的衣物，保持呼吸畅通。

第二，如果患者大量出血，应先进行止血。

第三，不要让患者检查自己的伤口，以免选成过度紧张或恐惧。要尽量安慰患者，使他觉得舒适而温暖。

第四，不要给陷入昏迷的患者喂水或食物，以免患者在呕吐或呼吸时，把食物吸入肺部或气管造成死亡。

（5）要尽快把医生请来，及时对患者进行正规的治疗。

遇到拥挤踩踏场面

当青少年身处拥挤的人群中时，务必时刻保持警惕性，不能因一时好奇而驱使自己上前看个究竟。当看到拥挤的人群惊慌失措时，尽量稳定情绪，因为惊慌除了使事情变得更糟糕之外，完全没有其他作用。另外，一旦身不由己地陷入人群中，一定要牢记不可将手放在衣兜里，就算是鞋子被挤掉了，也不能贸然弯腰去提鞋或系鞋带。

参加盛大的集会或是在大街上遇到拥挤的场面时，一定不可麻痹大意。在这样拥挤的情况下，很容易造成踩踏事故。

比如参加大型活动，在活动结束出场的时候，通常会人多拥挤。这时，最好不要争着早出去几分钟，完全可以先停留在场内，等人们都走得差不多的时候再离开。

如果你已经陷入拥挤的人流中，则务必要先稳住双脚，然后一定要设法尽量远离玻璃橱窗，最好可以面对墙壁。情况允许的话，最好抓住一个固定的东西。

如果你无法找到一个固定的地方，已经被裹挟至人群中，那就要做到同大多数人保持一样的前进方向。千万别试图超过别人，也绝对不要逆行，而应听从指挥人员的口令。

一旦不幸被绊倒，就要想方设法使自己的身体向墙壁靠拢，并且尽可能地将身体蜷缩成球状，并用双手抱紧颈和头，双腿向胸部弯曲，把身体最容易受伤的地方保护起来。

如果前边有人摔倒了，请马上停下脚步，并且大声疾呼。要阻止后面的人继续向前靠拢，同时防止前面倒下的人绊倒自己。

健康安全贴士

家中要常备一些护理手册，学习并铭记于心，在发生突发事件或意外事件的时候能够积极应对，以争取最佳的处理时间。